湿胖 减肥先祛湿

SHIPANG JIANFEIXIANQUSHI

杨 丹◎编著

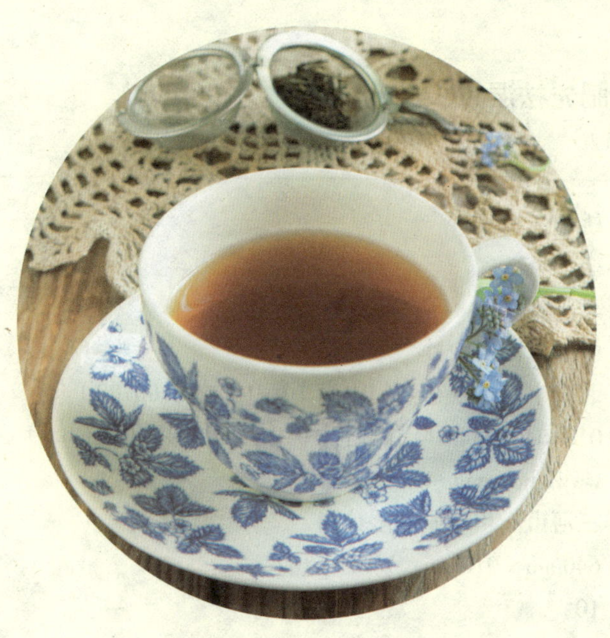

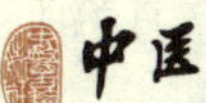

中医古籍出版社

Publishing House of Ancient Chinese Medical Books

图书在版编目（CIP）数据

湿胖 : 减肥先祛湿 / 杨丹编著. -- 北京 : 中医古籍出版社, 2025. 7. -- ISBN 978-7-5152-3012-2

Ⅰ. R256

中国国家版本馆 CIP 数据核字第 20255F7V17 号

湿胖：减肥先祛湿

杨　丹　编著

策划编辑　姚　强
责任编辑　李　炎
封面设计　李舒园
出版发行　中医古籍出版社
社　　址　北京市东城区东直门内南小街 16 号（100700）
电　　话　010–64089446（总编室）010–64002949（发行部）
网　　址　www.zhongyiguji.com.cn
印　　刷　三河市嵩川印刷有限公司
开　　本　640mm × 910mm　1/16
印　　张　10
字　　数　144 千字
版　　次　2025 年 7 月第 1 版　2025 年 7 月第 1 次印刷
书　　号　ISBN 978–7–5152–3012–2
定　　价　69.00 元

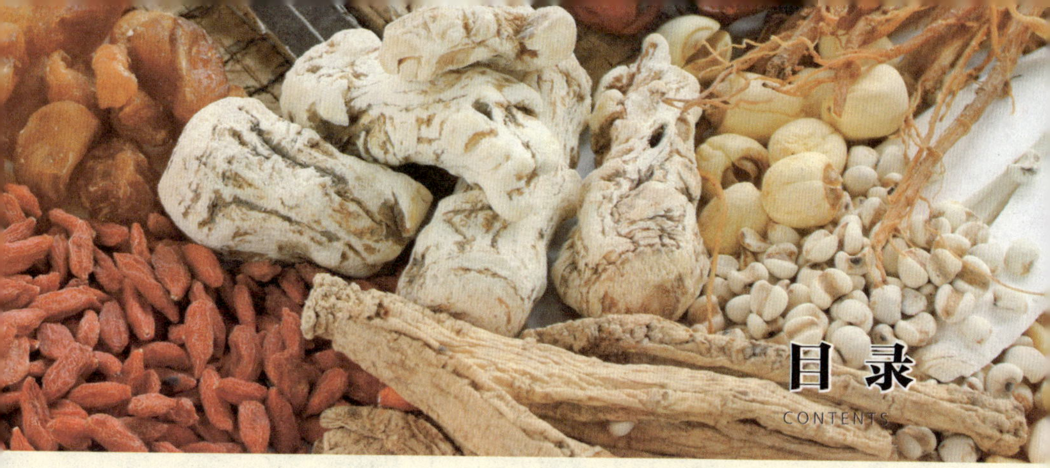

目录

CONTENTS

Part 03 祛寒湿

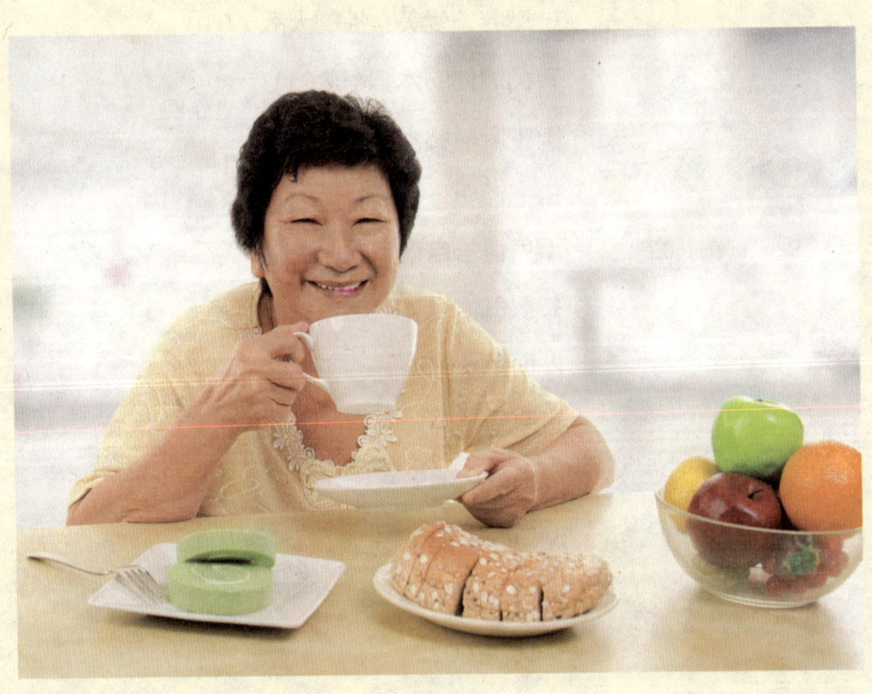

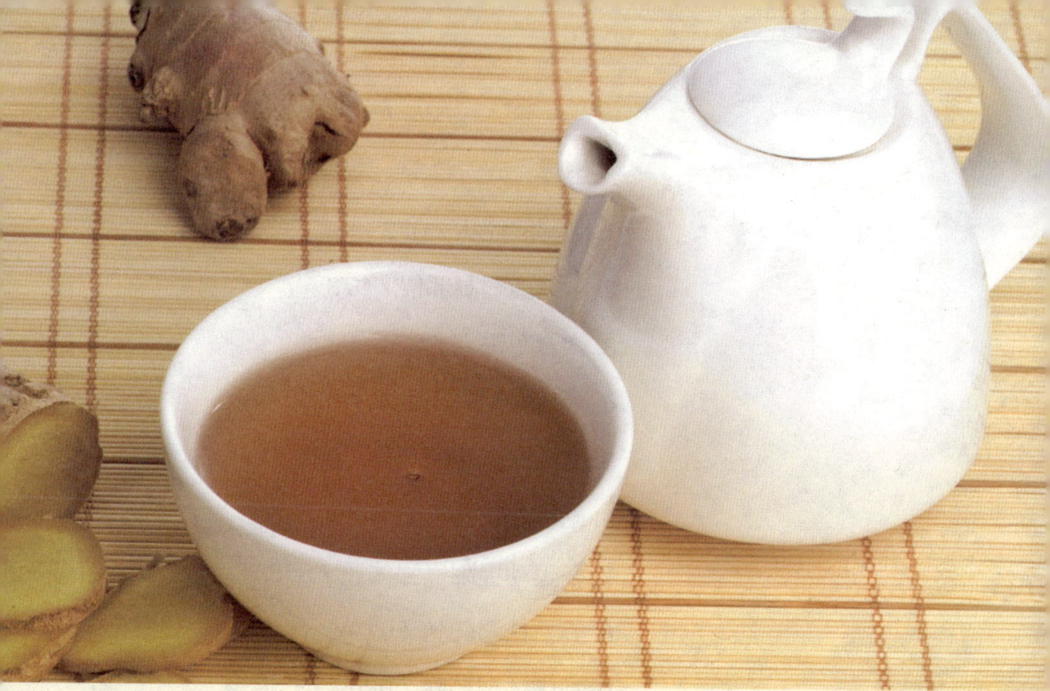

Part 04　祛湿热

Part 05 祛虚湿

Part 06 祛痰湿

Part 07 祛湿毒

Part 08 肥胖的中医分型调理

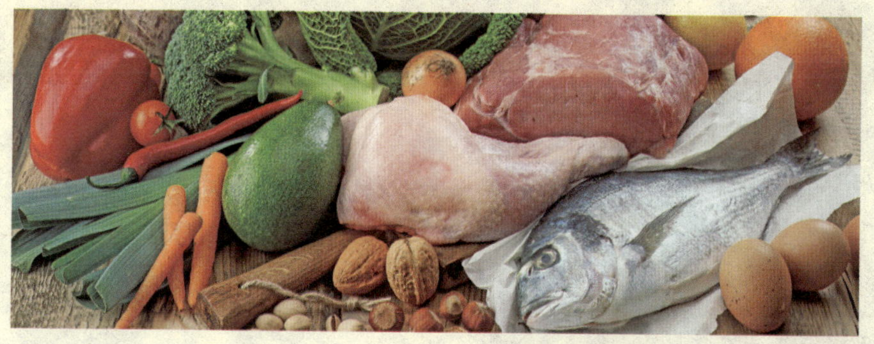

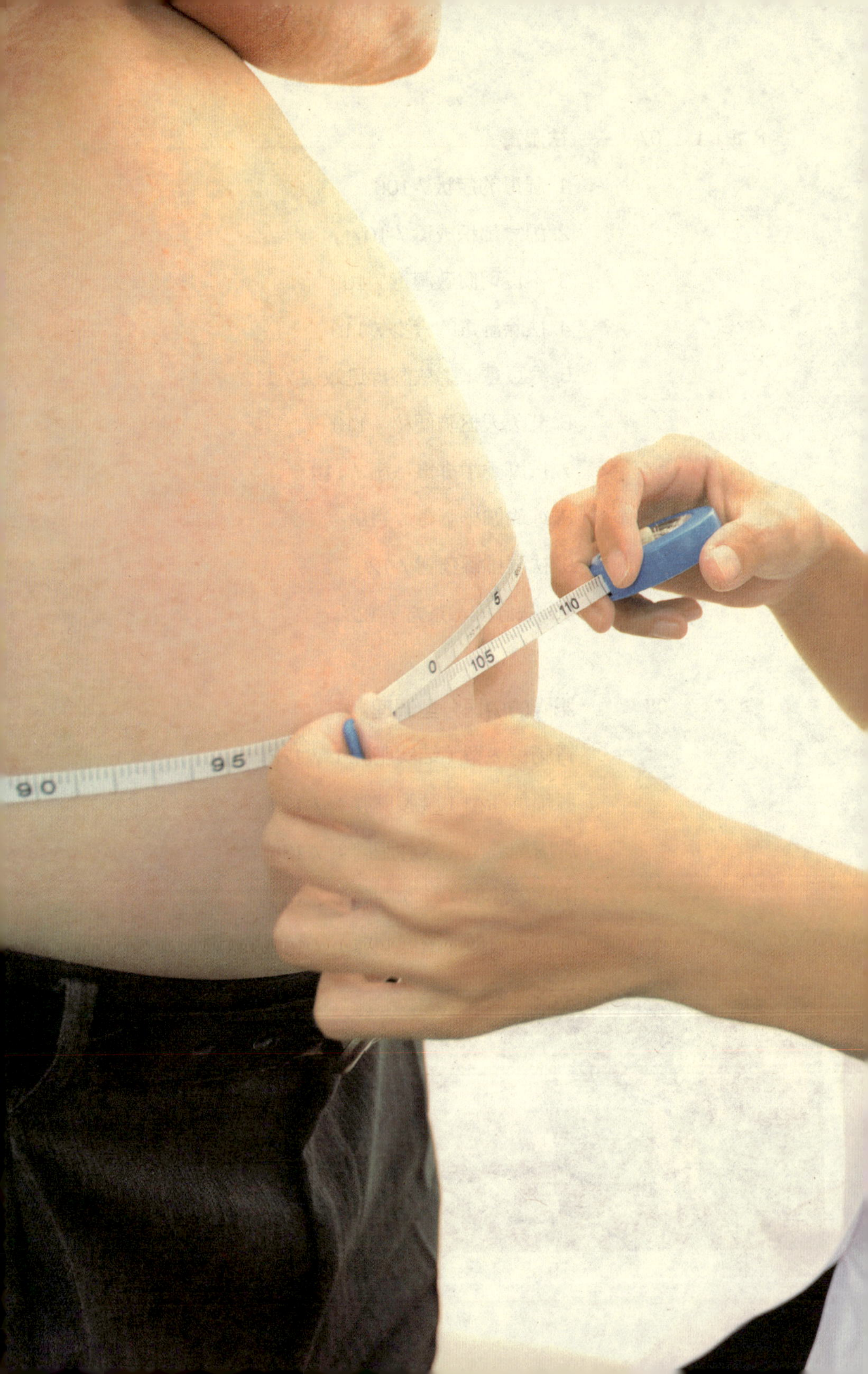
90
95
0
5
105
110

Part 01

关于肥胖，你知多少

减肥是人类永恒的话题，
多少爱美人士为之付出沉重的代价，
但往往效果与代价不成正比，
让很多人对瘦身减肥失去信心。
其实只要了解肥胖，
知其缘由、分型，加以预防，
就可以事半功倍。

1.中医论肥胖

中医对肥胖的认识早有记载，认为其发生的原因多与“湿、痰、虚”有关。中医根据肥胖成因分为以下几类。

胃肠积热型

主要表现为失眠、头晕、形体肥胖、多食善饥、口渴善饮、怕热多汗、大便干、小便短赤，或兼有腹胀、口苦口臭、心烦、舌红苔黄、脉滑数。

肝郁气滞型

主要表现为形体肥胖、情志抑郁、心烦易怒、失眠多梦、口苦咽干、妇女月经不调、闭经、经前乳房胀痛、舌边尖红、苔薄黄、脉弦。

脾虚湿蕴型

主要表现为体态肥胖、水肿、面色萎黄、疲乏无力、肢体困重、脘腹不适、饮食不香、大便溏薄、白带清稀、舌淡胖、苔薄腻、脉沉细。

阴虚内热型

主要表现为体态肥胖、头昏、头胀、头痛、易出汗、腰酸腿软、下肢水肿、食欲不振、气短懒言、疲乏无力、五心烦热、大便稀溏、舌淡胖、苔白、脉细数或微弦。

脾肾两虚型

主要表现为体态肥胖、多食易饥、口干汗出、疲乏无力、心悸气短、头晕耳鸣、手足心热、舌红、苔少、脉细弱无力。

2.肥胖症的诊断要点和自测

胖起来容易，瘦下来就没那么简单了，很多人都败在“坚持”两个字上，所以早发现早遏制肥胖的发展尤为重要。

诊断要点

肥胖症主要根据体内脂肪堆积过多和（或）分布异常来诊断。

①有肥胖家族史，自幼肥胖，进食较多，活动过少。

②体重超过标准体重的20%。

③善饥多食、便秘、腹胀，可有低换气综合征（少动、嗜睡、乏力、气促等），女子可有闭经，男子可有不育、阳痿等病症。

④男性脂肪分布以颈及躯干部为主，四肢分布较少；女性脂肪分布以腹及腹以下、臀部及四肢为主。皮肤多汗，可有细条紫纹。

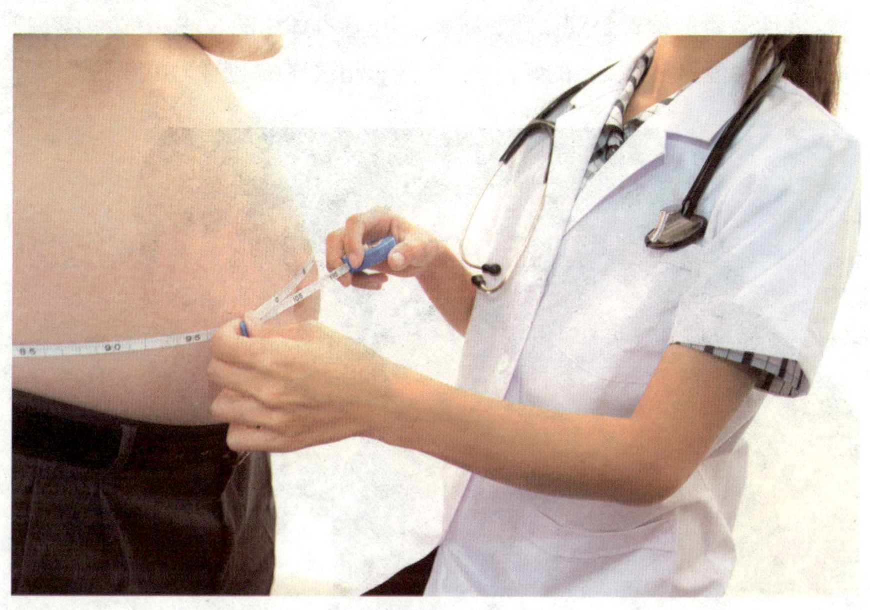

自测项目

①测量身高、称量体重是肥胖者减肥治疗最基本的检查。

②查空腹或餐后胰岛素能识别肥胖症的特征。

③空腹血糖、餐后血糖、糖耐量检验能了解肥胖与糖尿病的关系。

④有关的血脂化验能了解肥胖者是否合并高脂血症。

⑤三酰甘油的检查，配合B超能发现有关肥胖与脂肪肝的内在联系。

⑥肾功能的检查会帮助医生发现库欣综合征以及垂体肿瘤。

⑦生长激素的检查可看出减肥是否有效果。

⑧性激素的检查是观察雌、雄激素作用部位与肥胖关系的好方法，并有利于确定减肥方案。

此外，也别忽视了体温、脉搏、呼吸、血压、基础代谢率的改变。

肥胖症自测方法

①成年人标准体重：[身高（厘米）–100]×90%=标准体重(千克)。当体重超过标准体重的10%时，称为超重；超出标准体重的20%，称为轻度肥胖；超出标准体重的30%，称为中度肥胖；超过50%则称为重度肥胖。

②儿童标准体重：年龄×2+8=标准体重（千克）。当体重超过标准体重的10%时，称为超重；超出标准体重的20%，称为轻度肥胖；超出标准体重的30%，称为中度肥胖；超过50%则称为重度肥胖。

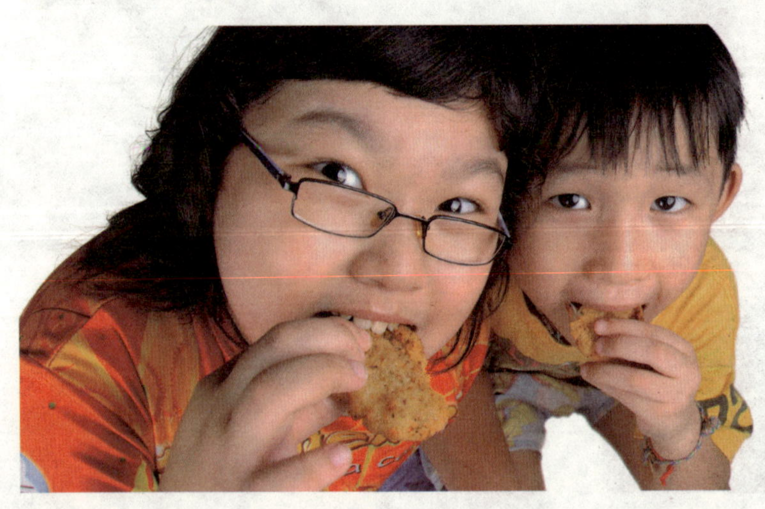

3.肥胖的危害

肥胖是人体内脂肪积聚过多所导致的，肥胖不仅影响形体美，而且容易引起多种并发症。

健康长寿之大敌

据统计，与正常体重者相比，肥胖者脑栓塞与心力衰竭的发病率高出1倍，患冠心病的可能性高2倍，高血压发病率高2～6倍，患糖尿病的概率则增高约4倍，患胆石症的概率更是高4～6倍。更为严重的是，肥胖者的寿命将明显缩短。据报道，超重10％的45岁男性，其寿命比正常体重者要缩短4年。

影响劳动，易受外伤

身体肥胖的人往往怕热、多汗、易疲劳，下肢水肿、静脉曲张，皮肤褶皱处易患皮炎等。过度肥胖的人，行动迟缓，行走、活动都有困难，稍微活动就会心慌气短，以致影响正常生活，严重者甚至导致劳动力丧失。由于肥胖者行动反应迟缓，更易遭受各种外伤、骨折及扭伤等情况。

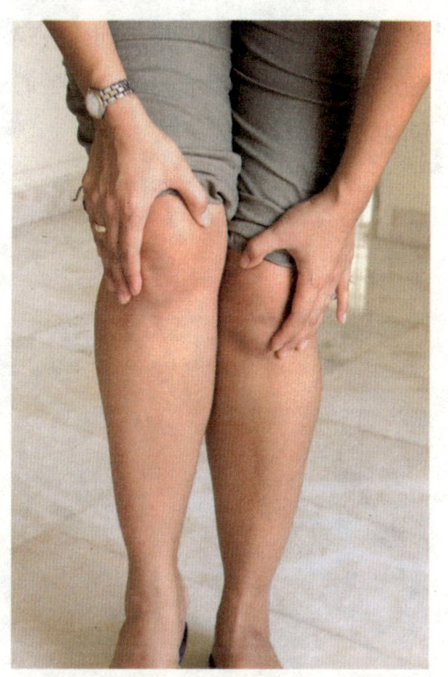

易患内分泌疾病及代谢病

随肥胖而来的代谢、内分泌异常，常可引发多种疾病。糖代谢异常可引起糖尿病，脂肪代谢异常可引起高脂血症，尿酸代谢异常可引起高尿酸血症等。肥胖女性因卵巢功能障碍可引起月经不调等症。

对肺功能有不良影响

肺功能的作用是向全身供应氧气及排出二氧化碳。肥胖者因体重增加需要更多的氧，但肺不能随之而增加功能，同时肥胖者腹部脂肪堆积又限制了肺的呼吸运动，故易造成缺氧和呼吸困难，更易导致心肺功能衰竭。

增加手术难度，术后易感染

肥胖者会增加麻醉时的危险，手术后伤口易裂开，感染坠积性肺炎等并发症的机会均较正常体重者多。

并发疝气

肥胖者可并发疝气，其中以胃上部易位至胸腔中的食管裂孔疝最为常见。

4.肥胖与并发症

肥胖不仅在形象上给患者带来严重的困扰，在生活上也带来诸多不便。肥胖更是众多疾病之根源，如高血压、糖尿病、高脂血症等，无一不与肥胖相关。只有认清肥胖与众多疾病的关系，才能坚定减肥的决心。

肥胖与高脂血症的关系

由于肥胖症患者的机体组织对游离脂肪酸的动员利用减少，血中的游离脂肪酸积聚，血脂容量增高。由糖类引起的高三酰甘油血症的患者容易肥胖。这类患者进食糖类较多时，血浆的三酰甘油会升高；而减少糖类的摄入量，高脂血症就可好转甚至消失。同样，体重下降也能使这些患者的血浆三酰甘油下降至正常水平。因此，血浆胆固醇和三酰甘油的升高与肥胖程度成正比，而血脂水平的下降对于防治动脉粥样硬化及冠心病都具有重要意义。所以说肥胖者控制饮食、减轻体重是十分必要的。

肥胖与高血压的关系

肥胖症在一定程度上是可以引发高血压的，由于太胖、脂肪过多，对血管造成一定的挤压，当管道被挤压以后，动力源需要加大动力才可能使原来的循环达到流通，而动力源动力加大，管道压力也会随之加大，就形成了高血压。

肥胖与糖尿病的关系

肥胖症能够破坏人体内葡萄糖转运的工作机制，从而影响胰腺正常分泌胰岛素的功能，胰岛素的生成就渐渐不足以把血糖降低到正常范围，于是就出现了糖尿病。早期肥胖者的胰岛素分泌功能虽然还正常，但是由于胰岛素抵抗，其作用的效率就下降了。为了克服胰岛素抵抗，胰腺就会大量合成胰岛素，造成肥胖者血胰岛素水平大大高于普通人，这就是所谓的“高胰岛素血症”。

肥胖与冠心病的关系

众所周知，人体的心脏就像一个水泵，不停地收缩和舒张，维持着血液的循环流动，人体血液的总量增多,就会增加心脏的工作负担。肥胖者由于血液中储存了过多的脂肪，所以血液重量也相应地增加了很多。为了适应这种状态，肥胖者的心脏会相应地增加收缩力。当心脏不堪重负的时候，它就再也无法正常地泵血，造成血液积聚在心血管系统，严重者甚至会出现明显的心功能衰竭。所以说肥胖者增加心肌负荷的第一个原因是肥胖者的血量增加。此外，若出现动脉粥样硬化和心肌脂肪堆积症状时，心室肌可能发生代偿性肥厚，而肥厚心肌的弹性就会下降，加上心脏本身得到的血液供应也不充足，结果必然造成心肌功能的进一步下降。

肥胖与脂肪肝的关系

肥胖症患者之所以易得脂肪肝，是因为其血液中的游离脂肪酸会大大增加，并不断运往肝脏；肥胖导致的高胰岛素血症，会促进脂肪酸蓄积，最终造成中性脂肪在肝内沉积。而肝内脂肪的堆积与体重成正比，控制体重，脂肪肝的程度也会减轻；反之，体重增加，脂肪肝也会加重。

肥胖与胆石症的关系

人体内的胆固醇主要的排出途径是溶解在胆汁里，通过胆管排入肠道，进而由粪便排出体外。如果体内胆固醇过多，或胆汁的成分有所变化，胆固醇就会沉积到胆管里，形成结石。肥胖者体内的胆固醇比普通人多得多，且往往爱吃高胆固醇食物，加上身体自己合成的内源性胆固醇也多。每增加 10 千克脂肪组织，每天就会多合成胆固醇约 200 毫克，相当于多吃一个鸡蛋所含的胆固醇。另一方面，肥胖者胆汁内的磷脂和胆汁酸含量也会改变，使得胆固醇在胆汁里容易达到过饱和状态，便会沉积到胆管里，形成结石。

5.儿童肥胖不是福

儿童肥胖越来越严重，应该引起教育、卫生等相关部门的高度重视，加强对孩子、家长和社会相关人群的预防教育，促进儿童的健康成长。

儿童肥胖症是指儿童体内脂肪积聚过多，当体重超过平均标准体重的 20% 时，即可诊断为肥胖症。随着肥胖儿童的增多，家长对肥胖给孩子带来的伤害也越来越重视。如果孩子已经成为名副其实的“小胖墩”，则需要做好以下四个方面的工作：

1. 饮食管理

患有儿童肥胖症的儿童需要减肥，但不提倡节食，因为儿童正处在发育阶段，一定要保证足够的营养。在进食方面，可以少一些油腻，多一点儿清淡。此外，进食的速度要慢一些，尽量细嚼慢咽。

2. 行为纠正

家长要让孩子认识到肥胖的危害，但绝对不能歧视肥胖的孩子，更不能在平时的语言和行动中伤害孩子。让孩子认识肥胖的危害有多种方式，可以去一些运动场所，带他们玩各种感兴趣的游戏，以此激发孩子减肥的意愿和心态。

3. 适当运动

适当的运动不仅能帮助孩子减肥，还能促进身体成长。肥胖儿童运动减肥不提倡激烈的运动，应做慢跑、散步、快步走、骑单车等运动。

4. 医疗干预

如果能坚持做好以上 3 点，一般性的儿童肥胖症都可以治愈。如果是顽固性的肥胖，就应该用医疗干预的方法。医疗干预提倡物理疗法，如针灸治疗和耳穴贴敷。针灸治疗和耳穴贴敷对儿童的减肥效果较好，到目前为止，几乎没有发现对儿童造成不良反应。

6.肥胖，爱美女性的大敌

爱美是女人的天性，每个女性都想拥有苗条美丽的身材，而肥胖会对人产生多方面的影响。肥胖不仅影响女性体形美，还会给身体带来一些危害及诱发多种疾病，甚至会导致身心健康问题。

女性患乳腺癌常常与肥胖和高热量饮食有关，肥胖者比正常人患乳腺癌的概率高 3.0 ~ 3.5 倍。乳腺癌的发生与雌激素有着密切的关系，女性体内的雌激素除了由卵巢分泌之外，脂肪中还含有一种可以转变为雌激素的物质，脂肪越多，转变的雌激素就越多。而雌激素水平越高，患乳腺癌的风险就越高。

另外肥胖还有可能会导致高脂血症、冠心病、脂肪肝、糖尿病、脑血管等疾病。肥胖女孩长大后患糖尿病的概率更高。因此，肥胖给女性的生活带来了很大的影响。而肥胖的形成除了遗传、内分泌失调和器质性疾病等因素以外，一个最重要的因素就是饮食不当。

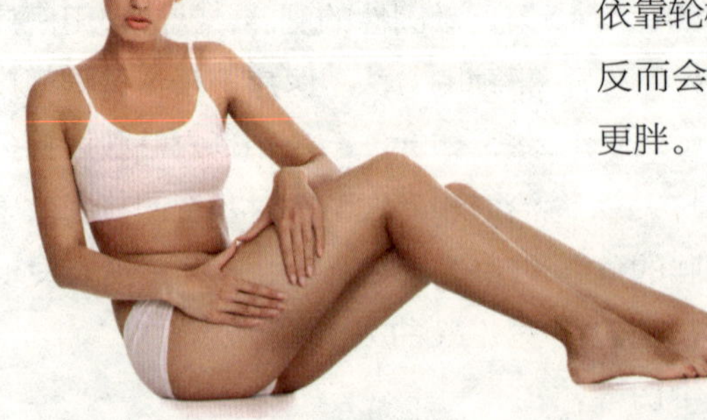

肥胖女性体内的雌激素水平比普通女性要高，雌激素的水平越高，越增加患子宫内膜癌和绝经后乳腺癌的危险。所以肥胖女性患这两种妇科肿瘤的危险性要大得多。雌激素增多还可能导致或加重下肢水肿。

肥胖还会影响生活质量和寿命。很多肥胖患者，当他们的髋骨不堪重负，下肢患关节炎时，就不得不依靠轮椅代步。之后由于缺乏运动，反而会导致恶性循环，使他们变得更胖。

7.测测你的体脂率

想了解自己的肥胖指数，必须从掌握体脂率开始，体脂率是判断身体是否发胖的一个重要指数。

如果你没有体脂秤或脂肪测量仪，可以做做下面的测试题，推算你的体脂率大概是多少。在符合你情况的项目后面打√。

（1）现在比 18 岁时的体重多 5 千克以上；

（2）吃饭像秋风扫落叶，呼噜一下扫光餐盘；

（3）体重没变，肌肉却越来越松弛了；

（4）嘴总是不停，包里总找得着零食；

（5）和油炸食品是好朋友，不能和它分家；

（6）腰围除以臀围，比例大于 0.76；

（7）你有“电梯小姐”或“电梯先生”的雅称，即使到二楼也得搭乘电梯；

（8）总是不断地减肥，又不断地反弹。

6 个以上√：体脂率 30% 以上，危险指数：8

你的体内已经囤积了许多多余的脂肪，再不采取行动改善的话，就会越来越胖。体脂率超过 30% 算是肥胖，不仅外表看起来臃肿，也容易患各种疾病，赶快下定决心开始减肥吧，重新做回低脂美人。

3 ~ 5 个√：体脂率 25% ~ 30%，危险指数：5

你看起来不胖，其实很结实，尽管体重高并不完全等于肥胖，但你正一步步向胖胖族靠近。赶快改变饮食方式与生活习惯，并开始做运动吧。

2 个以下√：体脂率 25% 以下，危险指数：2

你的体脂率没有超过 25%，可以放心，目前仍是瘦子一个，但千万不可掉以轻心，保持良好的饮食方式和生活习惯是保持完美身材的最佳途径。

8.中医减肥六法

随着人民生活水平的提高，加之许多人不注意饮食健康，肥胖的人越来越多。肥胖不仅影响外在美，还严重影响着身体和心理健康。如果你有这方面的困扰，就来了解时下最常见的六种中医减肥法吧。

宽胸化痰法

中医素有“肥人多痰”的说法，这里的痰是指肥胖之痰浊，也就是脂肪过多。临床所见肥胖之人，动则气短、胸闷，甚则头晕、呕吐、恶心、舌苔滑腻。有的人痰火重，性情急躁，爱发脾气，易怒，以致血压高，头胀脑鸣而痛，睡眠不安，舌苔黄腻，大便干结，多发心脑血管疾病，选用宽胸化痰法最为合适。

活血行瘀法

肥胖之人，血液中脂肪过多，容易引起动脉硬化，而心、脑血管病变多由此产生。活血行瘀的药物对扩张冠状动脉，增加血流量，降低血脂，以及防止斑块形成和促进其消退均有作用。肥胖兼有瘀血阻滞，妇女经闭不行，或舌质有青紫瘀点者，采用活血化瘀法，不但可降脂减肥，同时能治病。

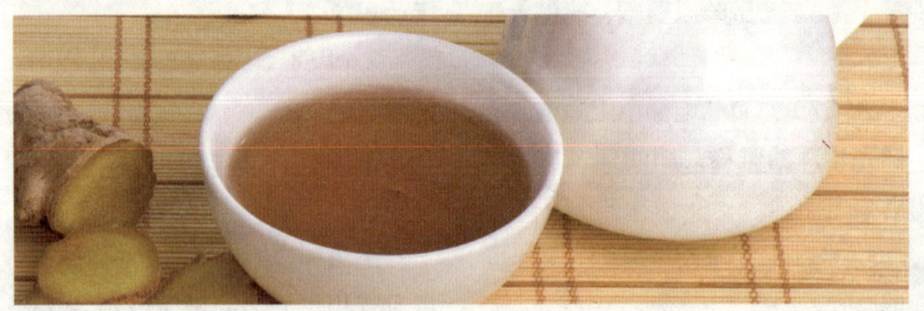

◎中药汤饮，安全减肥

泻下通便法

肥胖之人，体质大多强壮结实，如有大便秘结者，须用泻下通便法以排泄脂垢邪浊。常用药物大黄是一味泻下通便的药物，降脂减肥之功甚速。虎杖一药既可泻下，又能行瘀，仅次于大黄。何首乌能养血润肠，肥胖而兼血虚肠燥大便秘结者，可常服之。

疏肝利胆法

胆汁能帮助消化脂肪。肝炎、胆囊炎、肝胆结石患者胆汁分泌不足，往往不喜欢吃油腻肉食，如果不小心误食还会引起发病。疏肝利胆法对肝胆病是不可缺少的，尤其是脂肪肝患者，常用此法可取得良好效果。

和胃消脂法

形体肥胖，大多由于肥甘厚腻进食太过，油脂黏腻壅滞于胃，导致脘腹饱胀，嗳腐吞酸，口味秽浊，舌苔腻。及早使用山楂、大麦芽、莱菔子等药以和胃助消化，甚为应手。

利尿渗湿法

中医认为：湿盛生痰，水湿代谢失常易与血液相混，清浊不分，血脂升高。采用利尿渗湿法降脂减肥是一种最平稳的方法。

和胃消脂法从起因着手；活血化瘀法直捣巢穴；宽胸化痰法与疏肝利胆法可改善脏腑功能；利尿与泻下二法则是给邪以出路，加强排泄。上述六法大都以祛邪浊为主，如果遇上肥胖而兼虚证者，可以配合补气血、调阴阳、益脾肾等药物扶助正气，更有利祛邪。

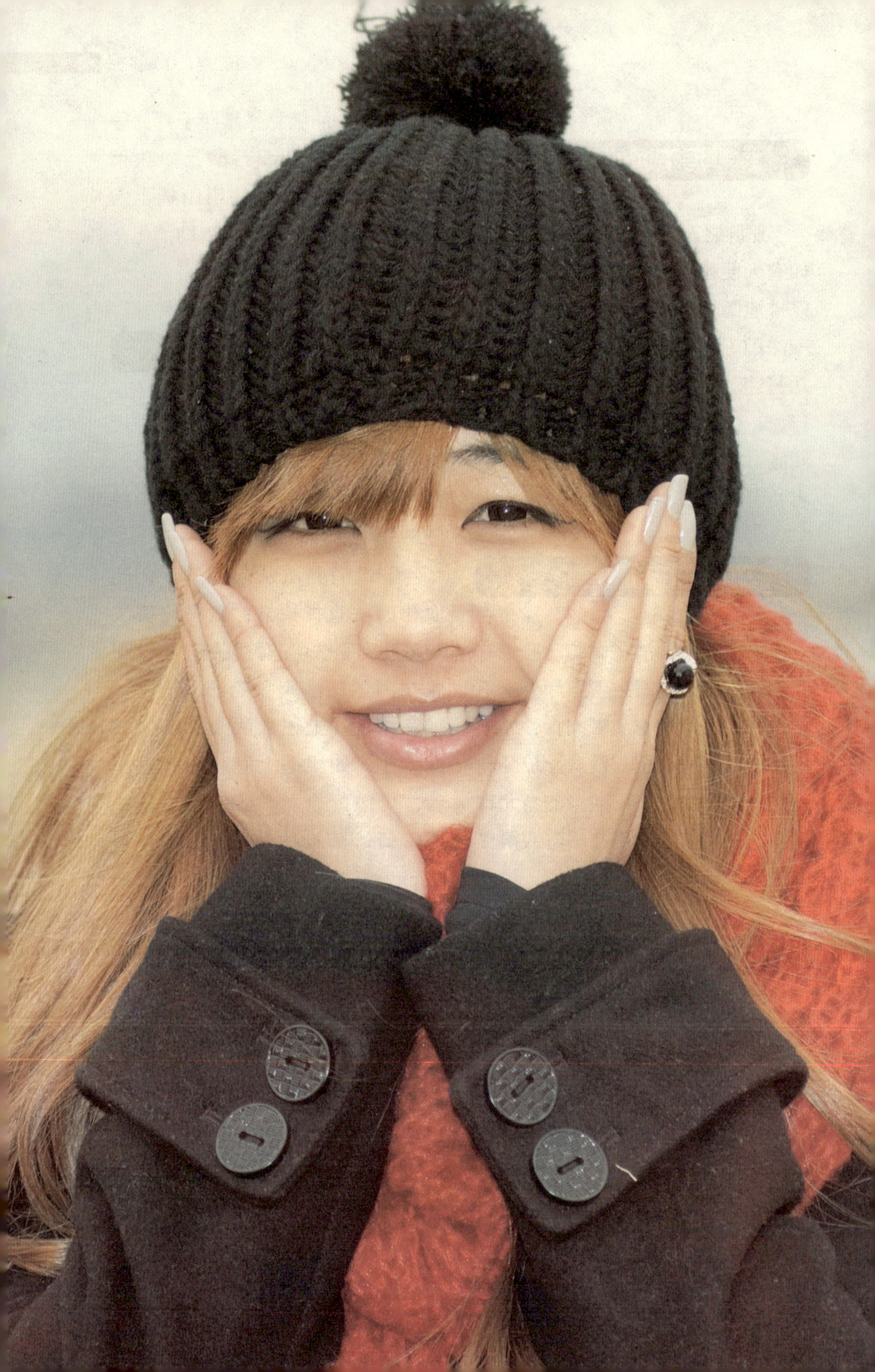

Part 02

湿气信号自查自检

中医师诊断疾病，
总离不开“望、闻、问、切”四步，
通过观察和了解患者的身体情况，
就能辨证诊治出患病的原因，
从而对症用药。如果我们也能像医生一样，
学会对自己身体进行初步诊断，
知道自己是否被湿气侵袭，
就能更好地祛除湿气，
将疾病扼杀在萌芽状态。

1. 湿气信号

体内有湿邪停滞，就会引起许多疾病。我们应该时刻保持警惕，自查自检，及早发现湿邪入侵的信号，并提早做好预防的措施，防病于未然。

湿邪会停留在五脏六腑，阻断气血运行的通路，使机体的免疫力下降，百病丛生，如脂肪肝、心脑血管疾病等。

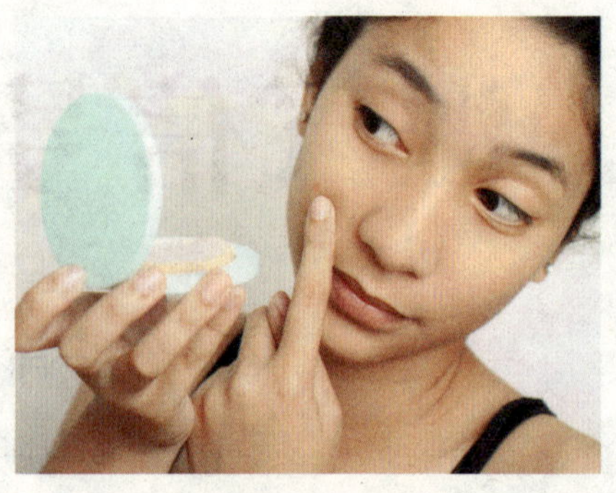

我们应该时刻保持警惕，自查自检，及早发现身体的变化，了解自己的健康情况，知道自己是否正在遭受湿气的侵害，对症下药，及时调理，才会更快地恢复健康状态。

那么，我们怎么样才能知道自己的身体情况呢？

首先，可以通过五官来判断。五官是指眼、耳、鼻、唇、舌五种器官，五官虽小，却能预测全身的健康。中医认为，人体的五官是五脏六腑的窗口，通过它们可以发现隐藏的疾病信息。每个官窍不但能反映其相应脏腑的病变，同其他脏腑也有着密切关系。

《黄帝内经》指出，五官在得到人体精气的滋养后就具有了不同的功能，如眼得到肝气的濡养有了看的功能；耳得到肾气的充养有了听的功能；鼻得到肺气的滋养有了嗅的功能；唇、舌得到心之气血的滋养有了品味的功能。因此，当我们的身体出现异常和不适时，都可以通过五官察之一二。

除了五官，我们也可以根据生活中的一些细节判断体内是否有湿气，通过身体表现出来的局部变化，了解和判断体内是否存在病变，并在湿气滞留体内前，先将其祛除。

2. 面色

“有诸于内，必形诸外”，意思是人体内有了疾病，一定会在身体表面显现出来。

人的面色同五脏功能及气血盛衰密切相关。机体功能健旺、气血生化充足，肌肤才能得到充分的滋养。反之，机体功能低下，湿邪入体，影响气血运行，就会导致肌肤失养，面色缺少光泽。

观察面部颜色和表情，是中医望诊项目中非常重要的部分。特别是儿童，他们无法准确表达身体什么地方不适，往往只会哭个不停，但医生可以从皮肤的颜色变化来诊断疾病，通过看脸观面，得知脏腑、气血、皮毛、肌肉、精气等的变化，对了解身体状况有相当重要的意义。

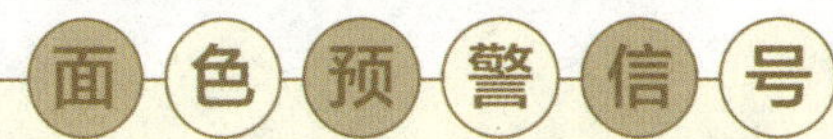

- 如果面色红润，容光焕发，说明身体健康，五脏调和，体质平和。
- 如果面色偏黄，又有虚肿，给人一种又黄又胖的感觉，说明脾虚生湿。
- 如果面色萎黄，水肿较严重，唇色苍白，说明脾气亏虚，脾胃不和，体内有湿邪，属于虚湿。
- 如果面色萎黄泛红，如橘红色；尿色偏黄或偏红，说明体内有湿热。
- 如果面上出现痘痘，说明是肺胃湿热，阴虚火盛，使湿热瘀积于面部，才会长痘。
- 如果面上长斑，说明脾虚湿盛，导致气血痰瘀积滞皮下，上蒸于颜面。

3. 眼睛

眼睛是心灵之窗，也是视觉器官。虽然其所占的体表面积和容积非常小，但它的功能对我们的生活却至关重要。

眼睛之所以能视万物，辨色彩，全赖五脏六腑精气的滋养。眼睛的生理功能与全身脏腑状况、经络运行息息相关。《灵枢·大惑论》中提到，人体“五脏六腑之精气，皆上注于目而为之精”。意思是说，人的眼睛为五脏六腑精气的汇聚之所，通过观察眼睛各个部位的不同状况，能够大概诊断出五脏六腑的基本状况，从而判断出身体的健康问题。

中医望诊项目中的“望目”，就是通过观察患者眼睛的情况，判断出患者五脏六腑的盛衰变化，进而得知患者身体健康状态的，具有由外推内、见微知著的重要意义。所以，通过观察眼睛的变化，可以知道体内是否存在湿气。

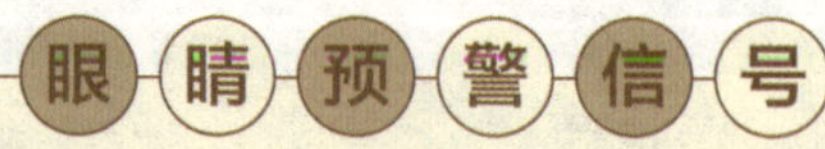

● 如果眼睛清澈明亮，黑白分明，神采奕奕，表明气血充足，体质不湿不燥，身体强壮。

● 如果眼皮水肿，多数是肠胃功能不佳，导致体内湿气积聚。

● 如果有下眼袋，而且很大，则说明脾气不足，水湿运化不畅，体内有水湿滞留。

● 如果眼睛有黑眼圈，且颜色较深，说明脾虚湿盛。

4. 鼻子

鼻子就像是一张健康地图，将内在脏腑的健康状态反映出来。

鼻子在预报湿气方面尤其准确。如果被湿邪入侵，脸上和鼻子上会出油增加，颜色发黄，黑头增多，或者鼻尖的颜色会有所改变。对于体内有湿毒的人来说，这些症状会更加明显。

脾胃虚弱是湿邪产生的根源。一般来说，鼻头是脾脏的反射区域，鼻翼是胃的反射区域。当湿邪入侵，引发疾病后，身体相应部位也会有所反应。所以，平时多观察一下自己的鼻子，从中可以了解身体的秘密，争取尽早发现疾病，及时对其进行治疗。

一旦发现鼻子上黑头增加，鼻头或者鼻翼的颜色或者性状发生了变化，就说明体内湿气偏重，需要及早采取预防措施。

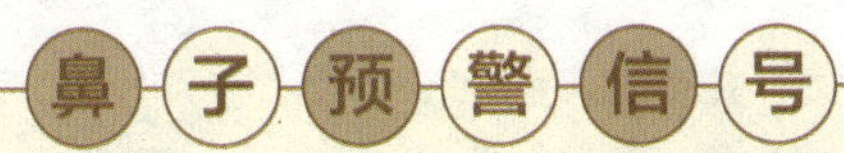

● 如果鼻尖偏黑，说明体内湿气较重，应尽快排除。

● 如果鼻头与鼻翼较红，甚至形成“酒糟鼻”，说明脾胃有实热，体内有水湿滞留，属于湿热。

● 如果鼻头颜色偏黄，皮肤缺少光泽，说明脾气虚，水湿内停。

● 如果皮肤爱出油，特别是鼻子经常冒油，说明体内有痰湿。

5. 口腔

很多人都饱受口腔异味的困扰，明明已经非常认真地刷牙了，也很注意个人清洁卫生，但就是解决不了异味问题。

如果口腔出现异味，除了口腔卫生之外，还有可能是身体出了问题。比如口腔内部黏膜组织坏死，或出现龋齿，都会散发出异味。

很多人饮食习惯不好，喜欢吃油腻、刺激性的食物，导致体内痰湿加重，不但身上长很多疙瘩，还会出现口腔异味。这种异味不是简单刷牙或者漱口就能消除的。

除了口腔异味之外还会出现味觉异常。中医认为，口腔出现异常的味觉，是脏腑功能失调的一种表现，与肝、脾有着很深的联系。如果肝气不和，脾气虚弱，运化失常，消化系统就会发生紊乱，导致唾液中淀粉酶分泌异常，进而出现味觉失常的症状。

因此，味觉异常往往是脏腑失调的先兆，也是罹患某些疾病的“信号”，应该多加注意。

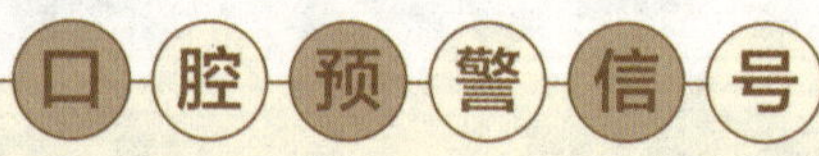

● 如果有口臭，并感觉脘痞胸闷，脸上容易长痘，说明脾胃积热，体内有湿，属于湿热。

● 如果口内发甜，经常感觉口干、口黏，气短体倦，多数是痰湿困脾，以致脾胃热蒸。

● 如果感觉口内发苦、面色偏红、小便色黄，多数是脾胃湿热熏蒸肝胆所致。

● 如果感觉口舌黏腻、食不知味、大便溏薄、小便不利，多由寒湿困脾引起。

6. 舌苔

舌头由人体最强韧有力的肌肉群构成，是味觉的重要器官。舌头不仅能让我们品尝美食，还能反映五脏的健康状况。

舌头上的舌苔由胃气所生，而胃为人体重要的消化器官，上承食管，下接十二指肠，承担着维持人体生命活动的重任。人体吸纳的精华在脾的运化作用下，使精微物质被吸收，化生气血，滋养全身。人体内在气血的盛衰，五脏的精气盛衰，都能从舌苔上反映出来。通过观察舌苔，可以得知身体的健康状态与疾病的变化。

观察舌苔前不宜进食，尤其是不能食用会将舌面染色的食物，如乌梅、橄榄和槟榔等。这类食物会使舌面染色，产生干扰，使人无法确切观察到舌苔的颜色与状态。观察舌苔前应先漱口，面向亮处，舌尖微微下弯，不要卷缩，充分地将舌体暴露出来。

● 如果舌苔颜色为淡淡的白，不滑不燥，较为湿润，说明身体健康，体质平和。

● 如果舌苔中心微黄，舌质颜色鲜红，舌苔厚腻而不润，口苦，排尿量少，尿色赤黄，说明体内湿热较重，湿犯三焦。

● 如果舌苔发白，舌质偏白，说明体湿脾虚，并有气血两虚的症状。

● 如果舌苔发黑，说明脾胃功能很差，体内有很重的寒湿。

● 如果舌体肥胖，舌苔腻而润，并觉体重倦困，胸闷不适，说明体内痰湿较重，痰浊上逆，肠胃的消化功能较差。

● 如果舌质松软无弹性，舌体胖大，有浮肿感，或边有齿痕，并感觉疲乏无力，说明脾虚湿盛，属于虚湿。

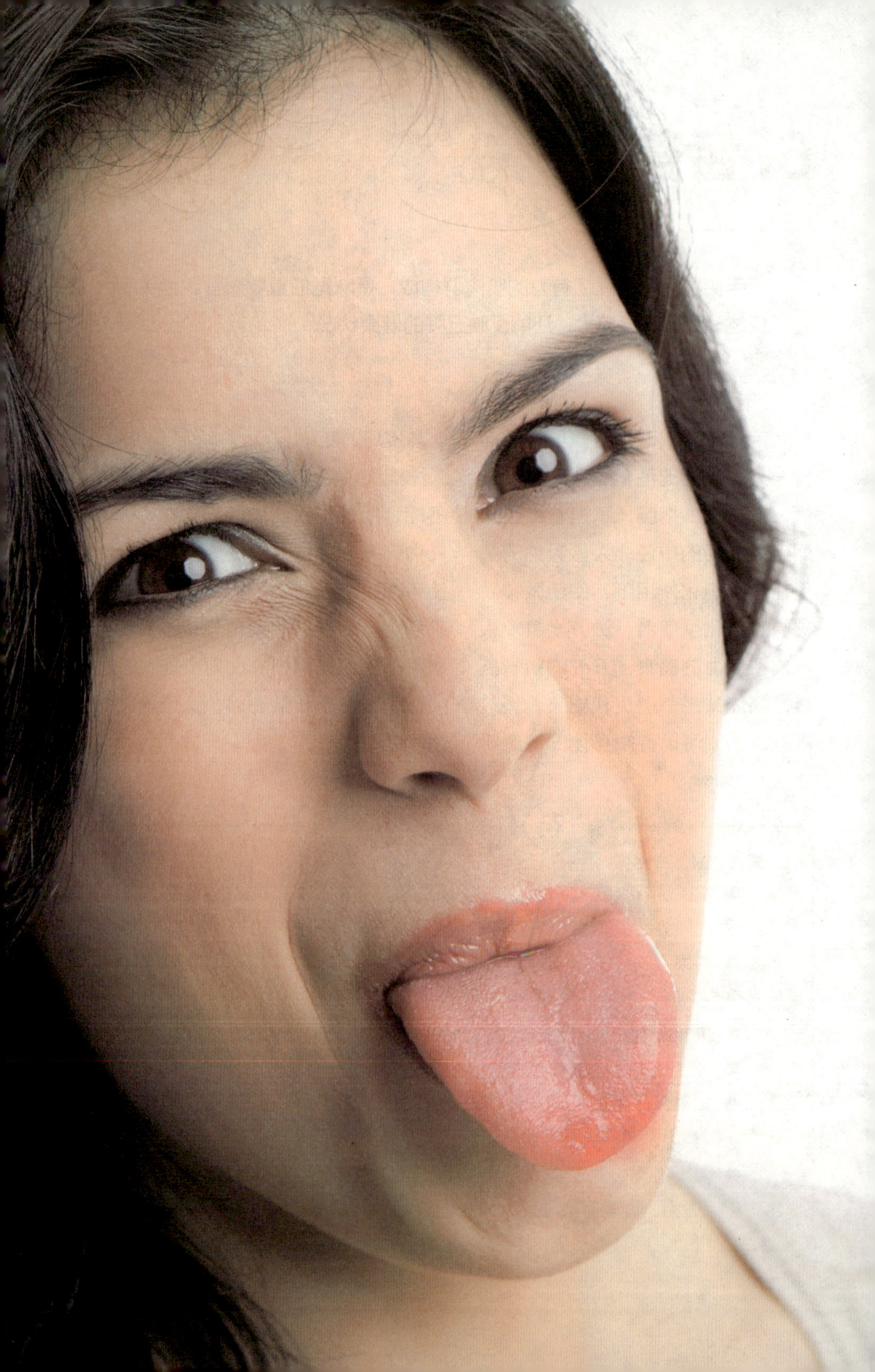

7. 其他

湿邪有一个重要特点就是重浊。具体来说，重浊又可分为“沉重”与“秽浊”。一般而言，如果人体内部存在过多湿邪，就会感觉活动吃力，身体沉重，常有身重如裹、四肢懒动等表现。

湿邪停留在关节，会表现为关节疼痛重着，僵硬难屈。脏腑存在湿邪，排出物与分泌物往往会变得秽浊不清，如头发与皮肤容易出油、湿疹浸淫、小便浑浊、大便黏滞等，这些都是湿邪秽浊的表现。

日常生活中通过观察身体的一些细节，就能知道自己体内是否存在湿邪。同时，湿邪的类型很多，不同的湿邪有不同的临床表现，通过这些表现的细微差异，我们还能知道体内的湿邪属于什么类型。明辨病因病症，才能准确对症治疗。除了下述预警信号的一些典型症状外，最好的确诊方法是在身体不舒服时，请医生进行诊治。

● 如果睡醒之后感觉非常疲倦，时常犯困，身体沉重，就像穿着一件湿衣服，说明体内水湿较重。

● 如果大便不成形，经常黏在马桶上，总是冲不干净，小便色黄有异味，是体内有湿热的表现。

● 如果头发爱出油，发丝总是粘在一起，头皮屑多，说明体内有痰湿。

● 每逢下雨或下雪，气温下降，四肢关节总会疼痛不止，部分人还会出现红肿、发热，甚至无法活动四肢，说明体内有风湿。

● 如果体形虚胖，容易腹胀，特别容易疲劳，体力不佳，身体抵抗力较差，说明体质属于虚湿。

● 如果出现湿疹，喜困懒动，精神不济，说明体内有湿毒。

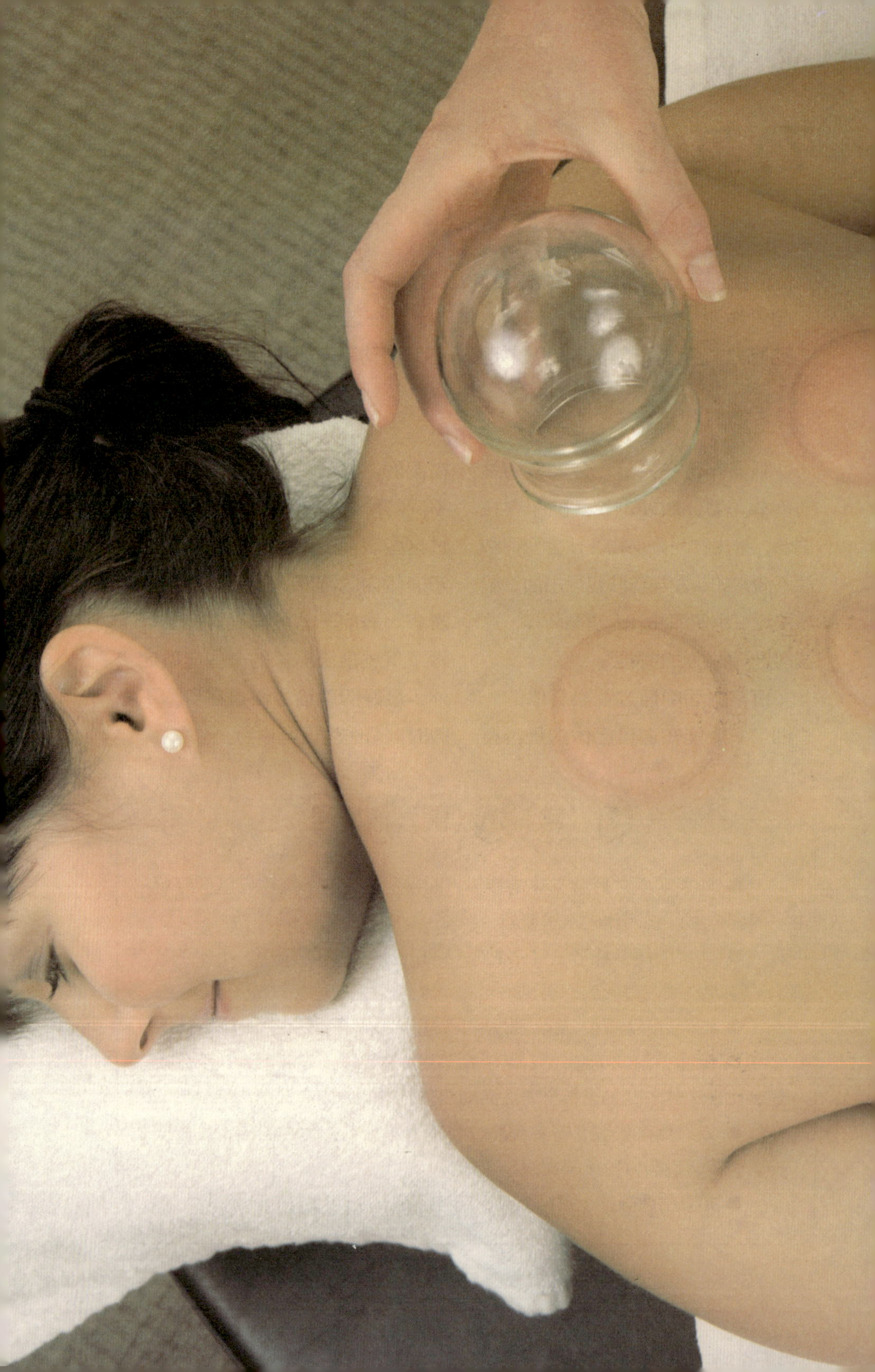

Part 03

祛寒湿

到了寒冷季节，
很多人即使穿再多再厚的衣服，
依然缓解不了手脚冰冷。
如果阳气不足，气血运行不畅，
四肢末端的气血供应不及时，
就会出现手脚冰冷的现象。
寒湿的特性是阴冷、凝滞，
对人体的卫外功能和器官功能
有限制力和约束力。
因此，注意保暖，
防止寒湿伤身是养生的重点。

1. 寒湿的症状

寒湿会导致人体功能紊乱，使人出现四肢寒冷、头晕头痛、胸闷等症状，女性还会出现痛经的问题。长期处于寒湿的状态，还会令脾胃出现问题。

很多人都有手脚冰凉的毛病，四肢总是冷冰冰的，到了夏天手脚也不热，冬天就更冷了，放在被窝里捂一宿也不热，爬几步楼梯就会感觉气喘无力。

寒湿的成因

不爱运动、久坐不动、过度节食等造成的脾胃虚弱都会使体内的阳气渐渐流失。外在的静止，会导致内在的气血运行缓慢，就像是河道中水流过慢时，淤泥就会在河床沉积下来，体内气血运行过慢时，也会渐渐在体内酝酿出湿邪。

阳气就像是人体的太阳，为身体提供一个温暖的环境。如果经常运动，体内阳气旺盛，就能祛散湿邪，就像一件湿衣服晾在大太阳底下，过不了多久就会被晒干。一旦阳气不足，身体细胞的生命活动会慢慢衰退，人就没有精神，做什么事都提不起劲，身体还会长期处于寒冷的状态，就像一件湿衣服晾在又冷又下雨的环境中，晾多久都不会干，只会越来越潮湿。

寒湿的表现

内在气机凝滞，外邪也会趁机入侵人体，当从外部入侵的寒邪遇上了内在的湿邪，就变成了寒湿。

寒湿会导致人体功能紊乱，出现四肢寒冷、头晕头痛、胸闷等症状，女性往往还有痛经的问题。身体长期处于寒湿的状态，会令脾胃出现问题，如腹痛、反胃、不思饮食等，进一步消耗更多阳气，令身体更加虚弱，此时感冒病毒就会趁机而入，所以寒湿体质的人特别容易感冒。

2. 阳虚体质易寒湿

身体就像是一家银行，阳气就是存在银行里的钱。想要身体健康强壮，就要在身体这家银行里生发、储藏好阳气。只有阳气充足，才能抵挡疾病的侵扰。

现代人大多动脑多，运动少，流汗少，长期待在密闭的空调房中，阳气很难得到补充。同时，很多人还爱吃一些寒凉食物，喜欢穿露脐装，不注意保暖。如此一来，就会把本来不多的阳气给耗散掉了。

阳虚体质

不给身体这家银行补充“存款”，还不注意节省开销，那不很快就花光了吗？时间长了，就会形成阳虚体质，免疫力也会下降，寒邪与湿邪就会寻机侵入，并在体内停滞下来。

身体里有寒湿，就像穿了一件湿衣服，给人又冷又湿之感，十分不自在。此外，还会引发种种身体不适。如果寒湿停滞在头部，会引起头痛、头晕；如果寒湿停滞在四肢，会造成手足冰冷不温；如果寒湿停滞在腹部，会引起腹痛、腹泻，女性还会出现月经不调、痛经、白带异常等种种不适症状。

凝滞气血

寒湿之所以会引起身体上的种种疼痛，是因为寒湿具有凝滞气血的特点。气血就像人体内的河流，温度过低，河流就会冰封，正如中医所说的“通则不痛，痛则不通”，意思是说，人体气血经脉畅通则身体正常，不会感觉疼痛或不舒服，气血经脉不通则会引起疼痛或疾病。

只要我们注意养护身体，少吃寒凉食物，避免身体的阳气外泄，多运动，把体内的阳气提升起来，寒湿自然就会排出体外。气血循环畅通，疼痛自然也就消失了。

3. 寒湿伤肾

如果不注重保养身体，寒湿就会入侵身体，像蚕食桑叶一样，令肾气变得虚弱，使元阳损耗过大。想要保养肾脏，就要做好防寒祛湿工作，防止寒湿伤肾。

中医自古就有“肾为先天之本”的说法。肾所藏之精是生命存在的物质基础。肾中藏有的精气，是人体生长发育的原动力，是人体的能量库。

寒湿伤肾

肾脏为生命提供的原动力不是源源不断的。中医认为先天赋予生命的基本物质是有一定限度的。如果后天不注重保养，寒湿侵入身体并停留其中，就会像蚕食桑叶一样，一点点地侵蚀体内的先天之本，令肾气变得虚弱，不能固摄肾精，中医称之为“肾气不固”。

“肾气不固”有一个突出的特征，就是固摄的能力减弱。肾气就如同人体的“守护神”，守卫着肾中之精。一旦肾气不固，“守护神”就无法履行守卫职责。男性肾气不固，就会出现遗精或者阳痿；女性肾气不固，月经就会出现异常。肾气不固还易引起脱发、腰部酸痛、身体水肿等现象。因此，想要保养肾脏，就要做好防寒祛湿工作，防止寒湿伤肾。

补肾生阳

想要改变肾气不固，可以用“食疗内调 + 运动生阳”的办法，即食疗与运动同时进行。

食疗当以补肾固涩为主，兼以“温阳、益气、生津”的调补方法。也就是一方面用补肾药，另一方面用具有收涩固摄作用的药材做成药膳，长期坚持服用，就能见到效果。

此外，平时可多参与户外活动，适当晒太阳，呼吸新鲜空气。经常锻炼不仅有利于新陈代谢，还可以增强肾脏的排泄和吸收能力，刺激肾上腺素分泌，是补肾气、生阳气的一种有效方法。

4. 注重保暖

保持身体的阴阳平衡，是养生的根本。在日常生活中，我们应注重保暖，多运动，促进阳气升发，祛散体内湿寒，就能维持体内阴阳平衡，不热不寒，过上不生病的健康生活。

阴阳乃生杀之本始，万物之纲纪，也是生命活动的基础。身体的健康状态，很大程度上取决于体内的阴阳是否平衡。因此，保持阴阳平衡，也是养生的根本。

体内寒湿重的人往往阳气虚弱，阴盛阳衰，比普通人更易受到寒邪的侵袭，一到冬天就觉得手脚冰冷，动不动就感冒咳嗽。

寒湿阳虚

清朝名医吴鞠通在《温病条辨》中提到“湿为阴邪，非温不解”，指明湿邪要用温暖的阳气来祛散。而寒湿体质的人体内阴阳失衡，本就缺少阳气，继续受到外界寒气的刺激，阳气就会消耗得更厉害，更难把湿气祛除体外，并且很容易病倒。

寒湿体质的人到了冬季特别容易感冒；早上起来如果走得快一点，吸入一肚子冷气，就会觉得腹痛难受。可以在早上出门前切一片鲜生姜含在口中，让唾液与姜汁慢慢混合，然后咽下，身体就渐渐温暖起来了。

生姜具有解表散寒、除湿化痰的功效。嘴里含一片鲜生姜能帮助人体抵御寒邪侵袭，祛散体内湿气。除了冬季，夏天也应该适当吃些姜，或喝一杯姜茶，能够温暖肠胃，化解体内的寒湿。如果不小心被雨淋到，也可以切几片鲜生姜，煎水服用。生姜水具有很强的行阳散气作用，身体内凝滞的寒湿之气散开了，人自然不容易生病。

背部保暖

在日常生活中，应该注意做好保暖工作，特别要注意保持背部的温暖。因为背乃督脉循行所在，而督脉总辖一身之阳气，督脉经气旺盛，体内的阳气也会随之提升。

俗话说“冬晒太阳，胜喝参汤”。在冬季有太阳的日子里，不妨晒晒背部，一来可以帮助人体补充阳气，二来可以促进血液循环。寒湿体质的人在冬季往往手脚冰凉，每天花10~20分钟晒晒背部，可以逐渐缓解体寒，令手脚变得温暖。

腿脚保暖

寒冷天气，腿脚的保暖尤其重要，女性最好不要为了美观穿薄裤甚至短裙，把易受寒的小腿与膝盖暴露在外，不仅会让寒湿侵入体内，还会引起风湿。体内寒湿较重的人可以在晚上临睡前用川椒煮水泡脚。

川椒是性热纯阳之物，具有温脾胃、散阴寒、祛风湿的作用，用川椒煮水泡脚可以促进血液循环，有效祛除体内风邪、湿邪和寒邪，促进体内阴阳的和谐。

腹部保暖

睡觉时要特别注意腹部保暖，可以给腹部多盖一条毯子，半夜起床倒水或上厕所时，记得多披一件衣服，以防受寒。

只要在日常生活中注意保暖，多运动，促进阳气升发，祛散体内湿寒，就能很好地维持体内阴阳平衡。如果体内不湿不燥、不热不寒，人就会精力旺盛、体力充沛、免疫力提高。即使有病邪入侵，也能不受影响，过上不生病的健康生活。

5. 艾灸提振阳气

《本草纲目》中记载：“艾叶取太阳真火，可以回垂绝元阳……灸之则透诸经，而治百种病邪，起沉疴之人为康泰，其功亦大矣。”可见艾灸能很好地祛寒和祛湿。

寒邪、湿邪是现代人健康的克星，是绝大多数疑难杂症和慢性病的源头或帮凶，只要体内的寒邪、湿邪少了，各种疑难杂症就会远离我们，慢性疾病也会失去存在的基础。

艾是纯阳植物，通过燃烧产生温热，可以为身体补充阳气，将寒气排出体外。只要体内的寒湿祛除了，元气提升了，人体的正气充足，自然身体也会渐渐恢复健康。长期坚持艾灸，能让我们的身体从里到外暖洋洋，气色越来越好。

足三里穴是足阳明胃经的要穴，具有疏风化湿、补中益气的功效。曾有一个实验，每天刺激患者的足三里穴 20 分钟，持续 1 周后，患者的血液蛋白含量增高，白细胞吞噬能力增强，免疫力也提高了。

足三里穴对胃病、腰痛、腹泻、便秘、膝胫酸痛等都有很好的治疗效果。故而，足三里穴又被称为“人体长寿第一穴”。

艾灸方法

①取坐位，拇指点压足三里穴3分钟左右。②将艾条的一端点燃，在距离足三里穴一定距离处悬停，不间断地进行熏灼。每天艾灸1次，每次10~20分钟。10次为一疗程，坚持两三个疗程即可。

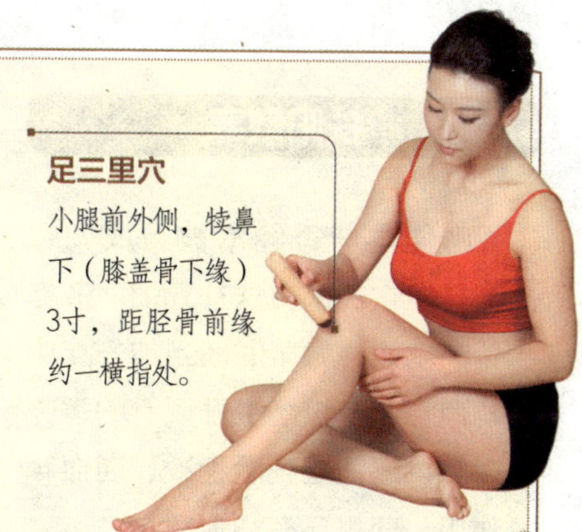

足三里穴

小腿前外侧，犊鼻下（膝盖骨下缘）3寸，距胫骨前缘约一横指处。

6. 吃对食物，身体暖暖

寒湿重的人尤其要重视饮食，合理的饮食能祛除湿气，排除寒气，保证身体健康。

我们每天都离不开食物，食物不仅能保证我们的身体营养，也可以成为最好的药物。李时珍曾经说过："饮食者，人之命脉也。"说明饮食对人体健康的重要性。

温阳祛湿

寒湿重的人平时饮食应以温阳为主，祛湿为辅，还要注意补益脾肾。因为五脏之中，肾为固一身阳气之根本，脾则为后天阳气的生化之源，应当着重补之。

扶阳散寒

肉桂与茴香经常被当成调味品，其实它们都有扶补元阳、散寒和胃的功效，做菜时适当加一点肉桂与茴香，不仅能提升菜肴的香味与口感，还能起到除积冷、通血脉的作用。茴香还有活血调经、散寒止痛的功效，女性痛经时，可适当吃一些含有茴香的食物。或者将茴香装入洁净的纱布袋中，加开水闷泡 10~15 分钟，作为茶饮，也可以有效缓解痛经，理气散结。

温肾助阳

羊肉、韭菜都具有温肾助阳、温中补虚的功效。特别是羊肉，温补气血、补肾祛寒的效果很好，适合冬季食用，民间还有"冬吃羊肉赛人参"的说法。在寒冷的冬季吃羊肉，既能滋补身体，又能祛寒祛湿，还能预防风寒感冒、气血亏虚等。寒湿体质的人到了冬季易手脚冰冷，适当吃一些羊肉对身体大有裨益。

韭菜又叫起阳草，有很好的温肾助阳、行气理血作用，其中的含硫化合物有降血脂、扩张血管、促进黑色素合成的作用，可调理心脑

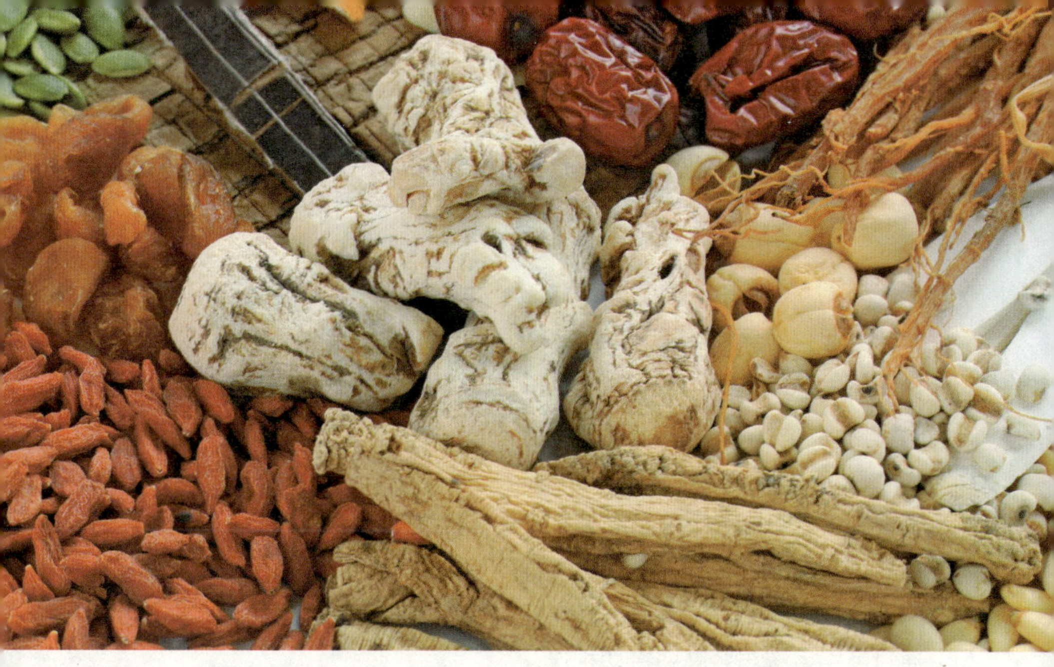

血管疾病和高血压。韭菜搭配鸡蛋、虾仁等炒食，口感既鲜香又温补肾阳。

补益气血

寒湿重的人往往气血不足，日常生活中可以吃一些红枣、桂圆补益气血。红枣被称为“百果之王”，桂圆被认为“大补气血，力胜参芪”，两者都有很好的补气健胃、养颜助眠作用。平时经常吃一些红枣和桂圆，滋补效果很不错，也可以用来煮粥、炖汤或者泡茶。

红枣和桂圆跟不同的食物或药物搭配，功效也不一样。把红枣和桂圆一起放入茶杯内，加入开水闷泡饮用，可以使皮肤变得红润，大补气血；把红枣、桂圆和生姜放在一起煮水饮用，可祛寒活血、养肝补气，能有效缓解手脚冰凉，特别适合在寒冷、潮湿的季节里饮用；把红枣与菊花一起加开水闷泡饮用，能够养肝滋阴，还能养护眼睛。

需要注意的是，红枣和桂圆性温，不可多食，否则会因温补太过而导致上火、内生痰湿等。

少吃生冷

除了多吃温阳祛湿的食物外，平时应少吃生冷、苦寒的食物，以免伤害脾胃，加重湿寒。并注重清淡饮食，少吃重盐食物。盐摄入过多容易引起心血管疾病，还会导致水钠潴留，引起身体水肿。

7. 泡脚按摩祛寒湿

泡脚是一种既简单又有效的理疗方法。对足部进行刺激可以调节脏腑，升发阳气，祛除寒气，使人体阴阳恢复平衡。

“人之有脚，犹似树之有根，树枯根先竭，人老脚先衰。”对脚的重视自古有之。中医认为，双足通过经络系统与各脏腑密切相连，构成足与全身的统一性。

泡脚除寒气

对足部进行良性刺激可对人体各脏腑进行调节，并能促进经络通畅与气血循环，升发阳气，祛除寒气，使人体阴阳恢复平衡。

泡脚是一种既简单又有效的理疗方法。泡脚时，水温既不能过高，也不能过低。有些人认为水越烫对身体越有好处，其实不然。脚底的皮肤非常娇嫩，水温过高会损伤皮肤组织，而水温过低，不仅无法起到养生功效，还会使寒气侵体，导致脾寒进一步加重。所以，泡脚时的水温以 42℃为宜，就是脚刚好能够放进去的温度。

祛湿治汗脚

手脚常年多汗，说明脾胃功能失调。如果脚特别臭，说明体内湿气很重。中医讲“诸湿肿满，皆属于脾”，汗脚就属于“湿”的范畴。每晚用热水泡脚，并用手掌有节奏地摩擦整个脚底与脚背，可以起到畅通经络的作用。

多按涌泉益健康

泡脚时，还可以按摩一下涌泉穴。涌泉穴是足少阴肾经上的要穴，能帮助人体排除寒湿，补充阳气，还有助于缓解疲劳。涌泉穴是人体的长寿大穴，在养生、防病、治病、保健等方面都有重要的作用。

按摩方法

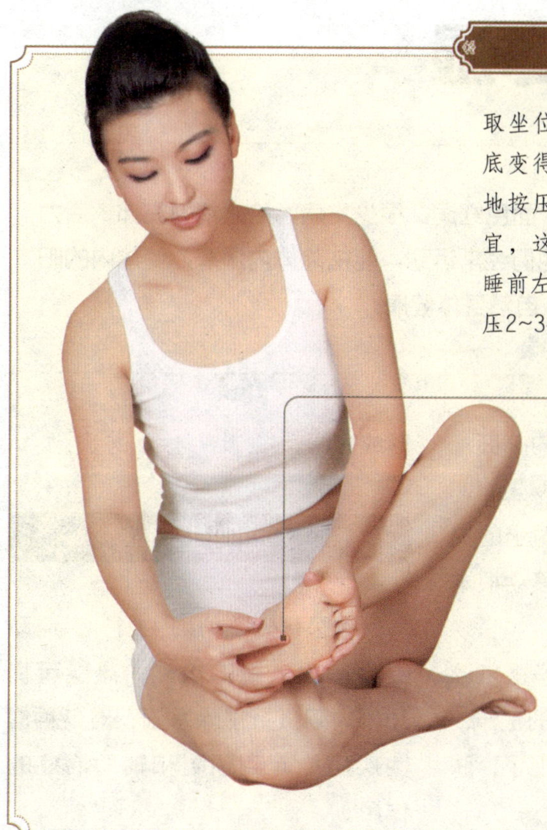

取坐位，泡脚10~20分钟，让足底变得温热。然后用指尖有节奏地按压涌泉穴，以出现酸痛感为宜，这样才有效果。每天晚上临睡前左右两足各按压1次，每次按压2~3分钟。

涌泉穴

在足底部，蜷足时前部凹陷处，足底第二、三跖趾缝纹头端与足跟连线的前1/3与后2/3交点上。

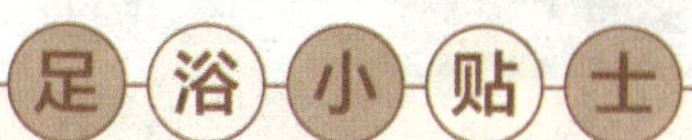

足浴小贴士

◇ 在泡脚时，可以用双手轻轻按摩小腿肚，直到发热为止，这对预防静脉曲张有一定效果。

◇ 老年人在泡脚时，还可以在洗脚盆里放一些大小适中的石头，边泡脚边用脚趾抓石头。这样可以活动脚趾，促使经络畅通，还能预防阿尔茨海默病（老年痴呆）。

◇ 泡脚养阳气需要坚持一段时间方可见效，千万不能过度期待，以为泡一次脚就能百病全消。但是热水浸泡和足部按摩的确能促进新陈代谢，祛除寒湿，是很好的保养身体的良方。

8. 运动祛寒湿

经常锻炼身体的人，面色红润，很少生病，给人精力充沛、活力无限的感觉。这是因为他们经常运动，能祛除体内湿寒，使体内的阳气升发。寒湿难以入侵，自然身体健康。

我们经常会看到这样的画面：写字楼里上班坐着，回家上网坐着，上下班乘车坐着，就连平时坐的椅子都是带轮的，短距离的移动根本不用站起来。

长时间坐着不动是很多上班族的写照，紧张的生活，忙碌的工作，每天坐在电脑前，眼睛近视了，肤色暗淡了，小肚腩更大了……

隐形杀手

要知道，久坐不动是一个“隐形杀手”。《黄帝内经》中就有“久坐伤肉”的论述，长时间坐着，会使全身的血液循环减慢。缺少运动会使肌肉松弛，弹性降低，久而久之，会出现下肢水肿、倦怠乏力，重则出现肌肉僵硬、疼痛、麻木，进而引发肌肉萎缩。同时，寒气与湿气也悄悄在体内积聚，损伤脾阳，形成寒湿。

动则生阳

中医认为“动则生阳”。运动中会产生大量的热能，热能可提升体内阳气，祛除寒湿，对各种慢性疾病能起到预防和辅助治疗的作用。

长时间固定的坐姿对身体有害无益。因此，上班族每隔半小时就应该起来活动一两分钟，即使只是伸懒腰、活动一下手脚、舒展一下身体、去洗手间这样的简单活动也可以。若想彻底祛除寒湿，让身体重新温暖起来，就要坚持锻炼，增强体质。

多运动不生病

运动能增加肺活量与心肌功能，

活动一下僵硬的肌肉，让身体自主生发阳气，可以有效改善体质。这也是从事体力劳动和经常体育锻炼的人身体素质好，不容易感冒生病的原因。

良好的身体素质和内脏机能是拥有良好免疫力的前提。现代医学研究表明，每天运动 30~45 分钟，每周 5 天，持续 12 周，免疫细胞会增加，抵抗力也会增强。而运动以中轻度有氧运动为佳，且要经常进行，这样不仅能提高免疫力，还能缓和情绪，释放压力。

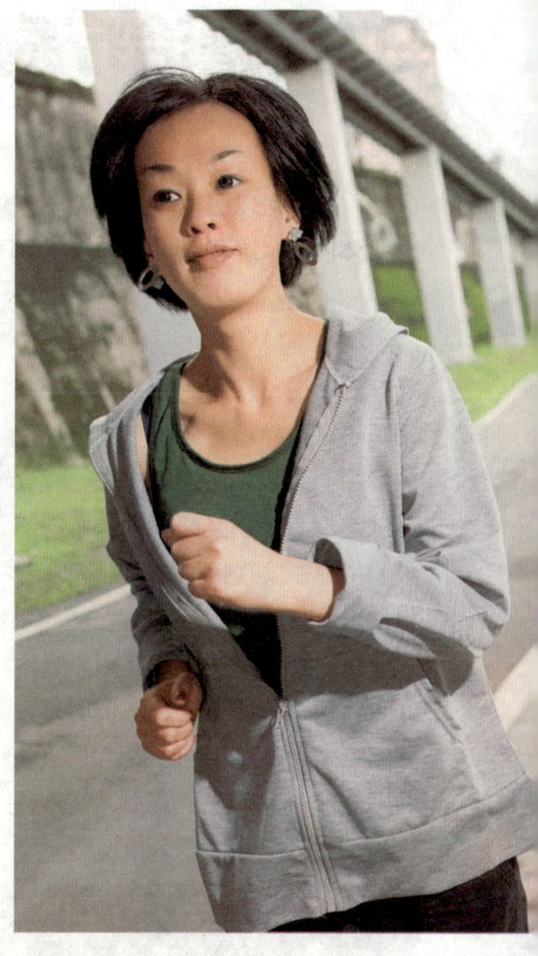

慢跑活气血

慢跑是一项非常好的有氧运动，被称为“有氧代谢之王”。慢跑可以锻炼到全身，使关节与筋骨都得到适度的活动，从而疏通经络，和畅气血，增强关节的灵活性，还能锻炼心肺功能。

体质较弱或心肺功能不好的人，不适宜慢跑，可以选择散步。美国一项研究结果显示，每天散步半小时，不管速度快慢都有益于身体健康。而且散步还能对胃肠进行“按摩”，促进和改善胃肠的消化与吸收功能，并且能够放松身心，令人心情愉悦。睡前散步还能起到缓解失眠的作用。

体质较弱者可从慢速散步开始，开始时用自己习惯的速度，然后用稍快的速度，每日步行 500~1500 米，每天锻炼半小时左右，也可隔天锻炼 1 次，每次锻炼 1 小时以上。适应后再逐渐增加锻炼的时间和距离。只要长期坚持，就能有效祛除体内湿气，改善体质。

9. 拔罐治疗痛经效果好

拔罐可以引导营卫之气流通输布，鼓动经脉气血，濡养肺脏，祛除体内多余湿寒，调整体内的阴阳平衡。

俗话说“动则生阳”，长期不动，子宫自然得不到阳气温煦，体内多余湿气也无法排除出去，就会造成寒湿凝聚、经络不通、血行不畅。中医说“通则不痛，痛则不通”，就是这个道理。

拔罐利用负压原理使罐具吸附在人体表面，产生的真空负压有较强的吸拔之力，作用在经络穴位上，将毛孔吸开并使皮肤充血，使体内的病理产物从皮肤毛孔中排出体外。拔罐对皮肤、毛孔、经络、穴位的吸拔作用，可以引导营卫之气流通输布，鼓动经脉气血，濡养肺脏，祛除湿寒之气，调整体内的阴阳平衡。体内阴阳平衡了，很多小毛病也渐渐消失了，人就不容易生病。小小的罐子，真的能帮我们大忙呢。

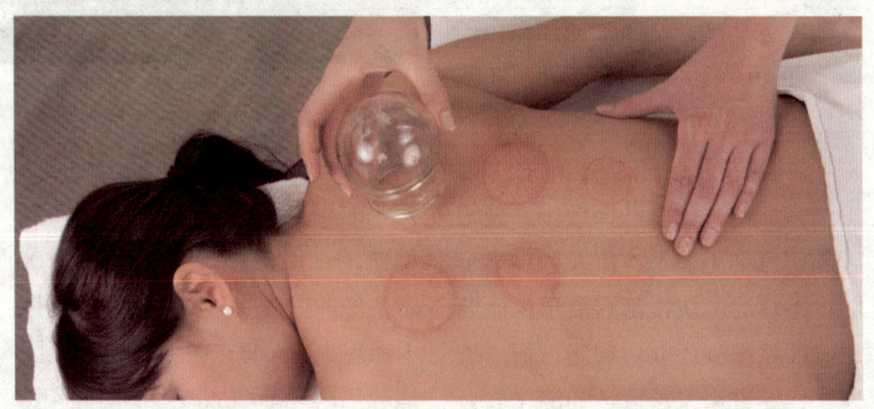

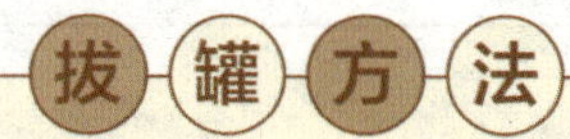

拔罐方法

一只手持罐，另一只手握住闪火棒（用镊子夹住蘸有酒精的棉球），点燃闪火棒，伸入罐内旋转一圈后马上抽出，并迅速将罐子扣在穴位上。在操作时，注意酒精不要蘸太多，以免火焰随酒精流溢烫伤皮肤。闪火棒不能在罐内停留太久，也不能置于罐口处，以免罐具太热烫伤皮肤。本法适用于人体各部位和体位，特别适合在闪罐法和走罐法时使用。

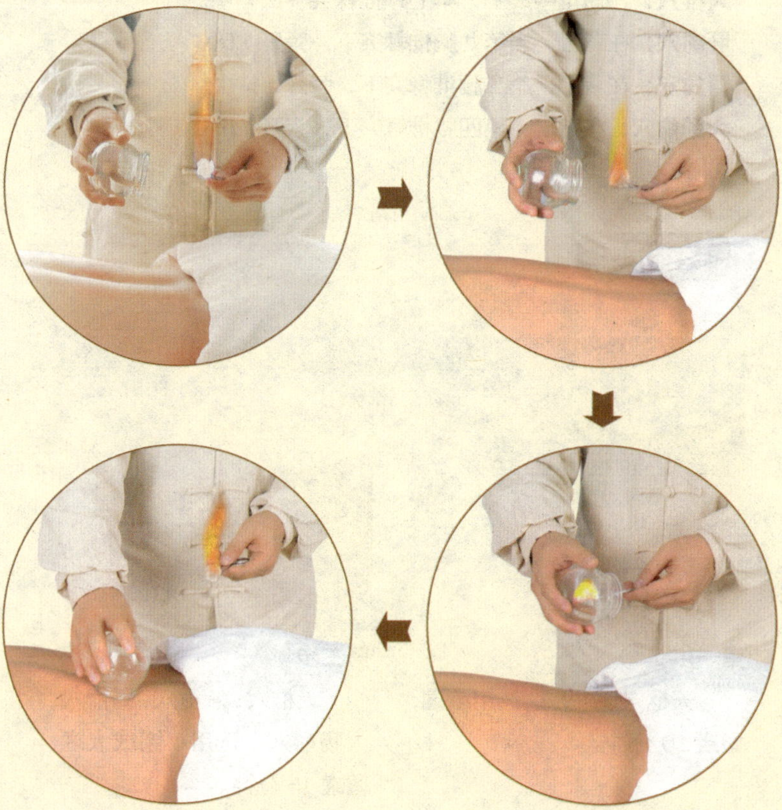

选穴汇总：天枢穴、中极穴、大椎穴、肝俞穴、肾俞穴、大肠俞穴

取穴精要

天枢穴： 在腹部，肚脐两侧旁开 2 寸。

中极穴： 在下腹部，前正中线上，脐下 4 寸。

大椎穴： 在后正中线上，第七颈椎棘突下凹陷中。

肝俞穴： 在背部，当第九胸椎棘突下，旁开 1.5 寸。

肾俞穴： 在背部，第二腰椎棘突下，旁开 1.5 寸。

大肠俞穴： 在背部，第四腰椎棘突下，旁开 1.5 寸。

拔罐步骤

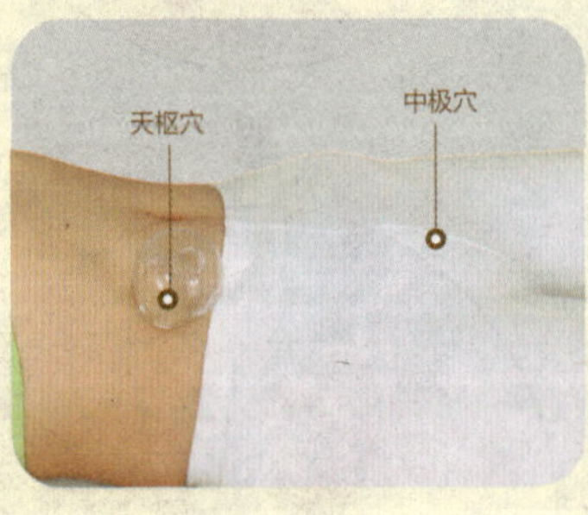

第一步

天枢穴、中极穴，选用小罐，留罐 10 分钟。

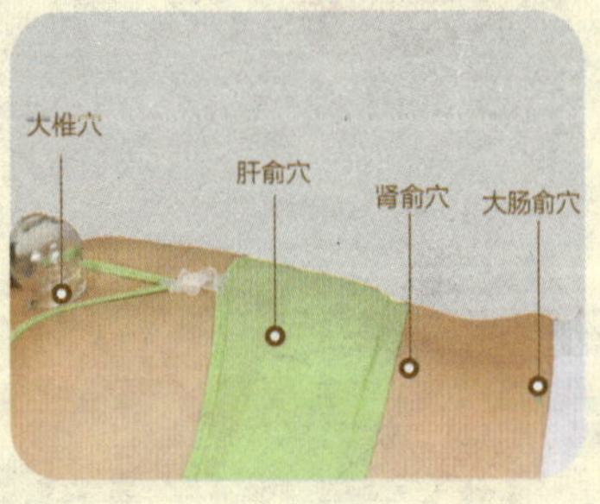

第二步

大椎穴、肝俞穴、肾俞穴、大肠俞穴，选用小罐或大罐，留罐 15 分钟。

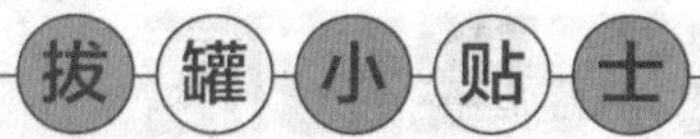

❋ 拔罐时应保持室内空气清新，温度适中。夏季应避免风扇直吹，冬季要做好室内保暖工作。

❋ 一般应该选择肌肉丰满、富有弹性、没有关节凹凸的部位进行拔罐，以防漏气或脱落。

❋ 对于初次拔罐，以及体弱、年老等易发生意外的患者，宜采取卧位，并选用小罐具，且拔罐数目要少。

❋ 拔罐的一般原则是先颈项部、背腰部，再到胸腹部，最后是四肢和关节部。

❋ 拔罐过程中，要控制罐数。罐数较多时，罐具间的距离不宜太近，以免罐具牵拉皮肤产生疼痛或罐具互相挤压而脱落。

❋ 应注意不要灼伤或烫伤皮肤。若烫伤或留罐时间太长导致皮肤起水疱时，小的水疱不需要处理，仅敷以消毒纱布，防止擦破即可；水疱较大时，需用消毒针挑破水疱，放出液体，再涂上龙胆紫药水，或用消毒纱布包敷，以防感染。

❋ 拔罐完毕后，宜饮用一杯白开水，以利于排毒。

❋ 一般拔罐后 3 小时内不宜洗澡。这是由于负压的作用，皮肤在拔罐后处于脆弱、抵抗力较差的状态，此时洗澡很容易导致皮肤破损、发炎。

10. 祛湿调理药膳

日常生活中，很多食物都能起到补益气血、温阳祛湿的作用。这些食物美味可口，营养丰富，非常适合日常食用。

所谓“民以食为天”，就算现在物质丰富，不缺饮食，人们最常用的问候语，还是“您吃了吗”。

人的一呼吸一活动，都要消耗大量的能量。只有摄入食物，并通过脾胃转化，才能变成维持生命活动的能量。

药食同源

中医自古以来就有药食同源的理论。这一理论认为：许多食物既是食物也是药物，食物和药物同样能够防治疾病。在古代，人们在寻找食物的过程中发现了各种食物和药物的性味和功效，认识到许多食物可以作为药用，许多药物也可以食用，两者之间很难严格区分。这就是药食同源理论的基础，也是食疗的基础。

补气血祛寒湿

中药和食物都可以用来防治疾病、护养身体，不同的是，中药的治疗效果快，也就是人们常说的“药劲大”，用药正确效果突出，但用药不当也容易出现不良反应。

食物的补益效果虽不及中药那样突出和迅速，但对身体基本无害。特别是药食同源的食材，兼有中药和食物的特点：既有较好的药效，又能满足身体的营养需求，且较为平和，不会给身体带来很大的负担。

在人们的日常生活中，很多食物都能起到补益气血、温阳祛湿的作用，如芡实、薏米、鲤鱼、冬瓜等。这些食物美味可口，营养丰富，很适合日常食用。

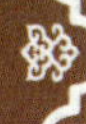

薏芡猪肚粥

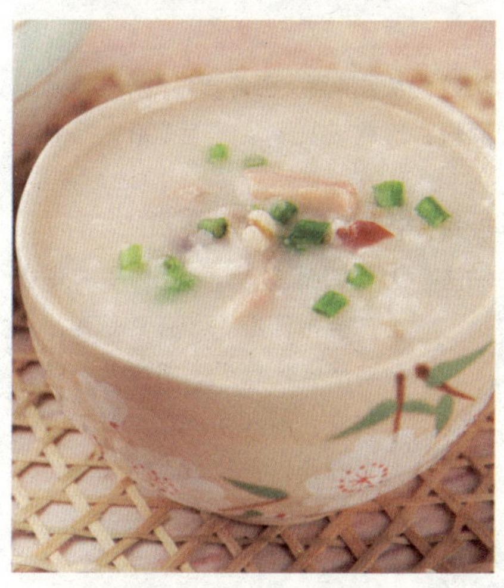

功效：健脾利湿、养胃补气，有祛寒生阳的作用。

原料：水发薏米120克，水发芡实50克，水发大米160克，熟猪肚100克。

调料：盐、鸡粉、胡椒粉各2克。

做法：①将熟猪肚去除油脂，切小块，备用。②砂锅中注水烧开，倒入猪肚、薏米、芡实、大米，搅拌均匀，烧开后用小火煮约40分钟至熟；加入盐、鸡粉、胡椒粉拌匀，煮至入味。③关火后盛出即可。

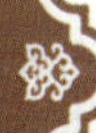

竹荪薏米排骨汤

功效：滋补营养、健脾利湿、和胃消食，可用于体虚、脾胃不适等症。

原料：排骨段300克，水发薏米90克，水发竹荪50克，姜片、葱段各少许。

调料：盐3克，鸡粉少许。

做法：①锅中注水烧开，放入排骨段，用大火煮约半分钟，氽去血水，捞出待用。②砂锅中注水烧热，倒入排骨段、薏米、竹荪、姜片、葱段，煮沸后用小火煮约60分钟至食材熟透；加入盐、鸡粉调味，转中火煮至汤汁入味。③关火后盛入汤碗即成。

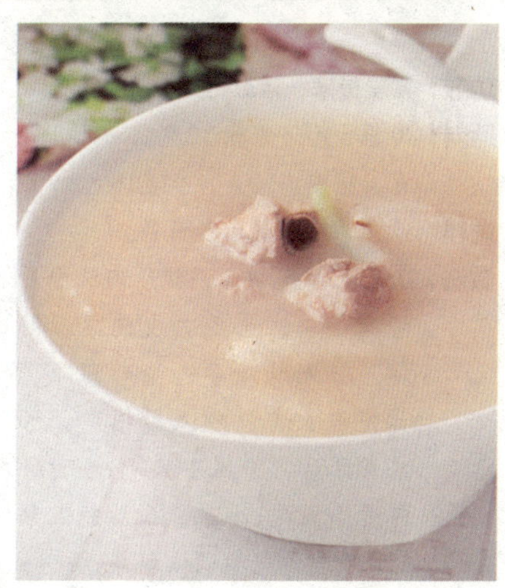

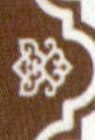

巴戟黑豆鸡汤

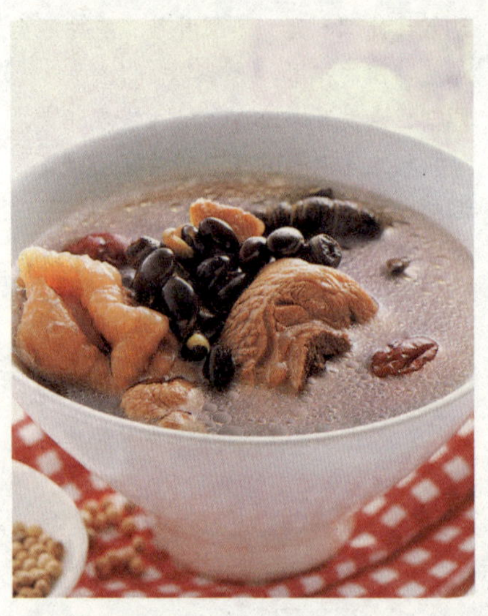

功效：祛风除湿、强筋壮骨、补气养血。

原料：巴戟天15克，黑豆100克，鸡腿150克。

调料：盐5克，胡椒粒15克。

做法：①将鸡腿剁块，放入沸水中汆烫，捞出洗净。②将黑豆淘净，和鸡腿、巴戟天、胡椒粒一起放入锅中，加水至没过材料。③以大火煮开，再转小火炖40分钟，加盐调味即可食用。

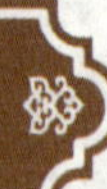

生姜肉桂炖虾仁

功效：温里散寒、活血化瘀、祛湿养胃。

原料：肉桂5克，薏米30克，虾仁150克，猪瘦肉50克，生姜15克。

调料：盐、味精、熟油各适量。

做法：①虾仁对半切开；猪瘦肉洗净后切成小块；生姜去皮洗净，拍烂。②肉桂洗净；薏米淘净。③将以上食材放入砂锅中，加水煮开后，先用中火炖1小时，再用小火炖1小时，最后放入熟油、食盐和味精调味即可。

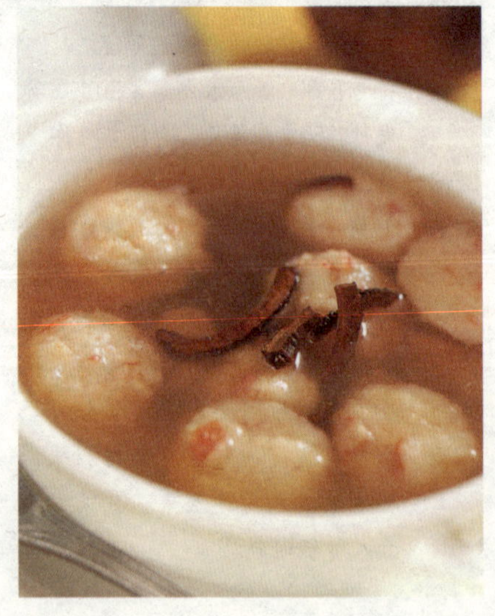

11. 补气升阳药膳

药膳是药物与食物巧妙搭配而制成的食品，它兼具药品与食品的作用，但又区别于单独的食品和药品，有其独有的特点。

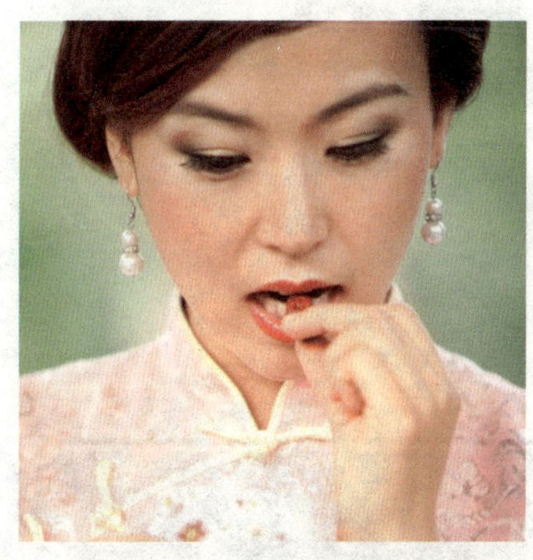

药膳具有寒、热、温、凉四种不同的性质，根据不同的病症，服用不同性质的药膳，能调理肠胃之气机，排出湿浊之气。

因人而异

药膳也具有五味的特点，即酸、苦、甘、辛、咸。食用药膳与服药治病不同，对于无病之人，根据自己的体质合理选择药膳可起到保健、强身的作用。对于患病之人，可针对疾病特点选择合适的中药材，与食材搭配，运用传统方法烹调。患者通过适当进食药膳，对身体加以调养，可增强体质，既具膳食的美味，又有药物的功效，从而起到辅助治病的作用。

强身又美味

药膳原料大多来自生活中常见的主、副食品，以及常见的中草药，很容易买到。除个别原料需要根据病情进行特殊烹制外，大多数原料均可采用日常菜肴的烹饪方法，易学易做。药膳以食物为主，即使加入了部分药材，由于注重药物性味的合理选择和烹制方法，成品仍然保留着食物的色、香、味等特性，所以口感非常不错，并兼具药物的治疗保健作用，使人们在享受美食的同时，达到保健强身的目的。

花椒羊肉汤

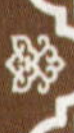

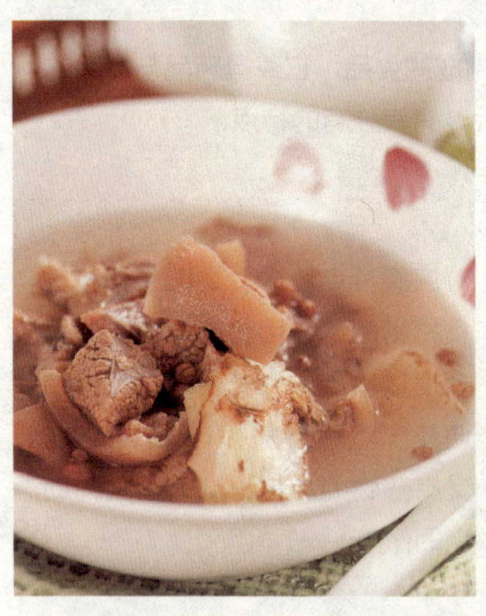

功效： 暖中补虚、益肾补阳、祛风除湿。

原料： 当归20克，生姜15克，羊肉500克。

调料： 花椒3克，味精、盐、胡椒各适量。

做法： ①羊肉洗净，切块。②花椒、生姜、当归洗净，和羊肉块一起置入砂锅中。③加水煮沸，再用文火炖1小时，最后用味精、盐、胡椒调味即成。

炮姜桃仁粥

功效： 温里散寒、化瘀除湿、养血护肝，可用于寒湿凝滞型痛经。

原料： 炮姜3克，桃仁5克，艾叶3克，大米80克。

做法： ①将艾叶、炮姜均洗净，加水煎成药汁；桃仁、大米洗净备用。②将桃仁、大米加水煮至八成熟。③药汁滤渣后倒入桃仁米粥中同煮至熟即可。

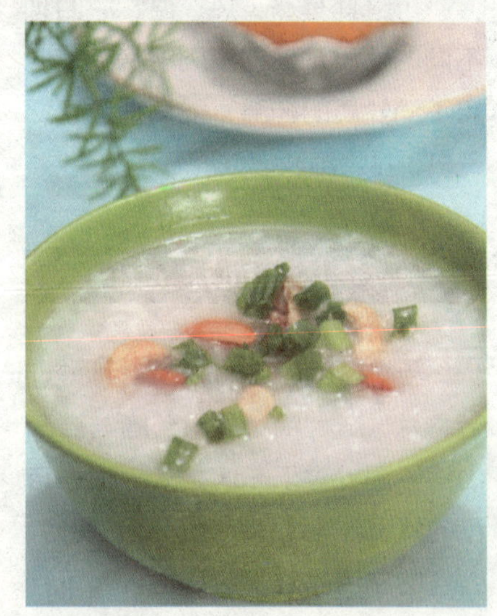

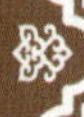

四味猪肚汤

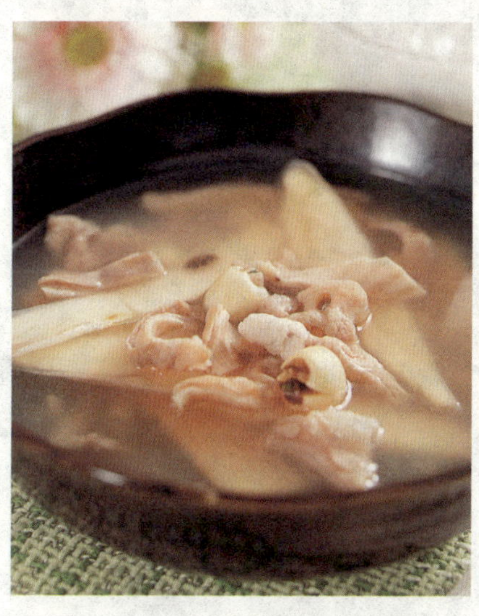

功效： 补益脾肾、除湿止泻、补中益气。

原料： 益智仁10克，芡实30克，山药、莲子(去心)各20克，猪肚1具。

调料： 盐适量。

做法： ①将猪肚洗净，切块；益智仁、芡实、山药、莲子冲洗干净。②锅中加水，放入猪肚、益智仁、芡实、山药、莲子，文火炖熟。③加盐调味即可。

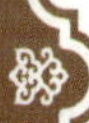

防己黄芪粥

功效： 补血健脾、利水祛湿、养胃益气。

原料： 防己10克，黄芪12克，白术6克，甘草3克，粳米50克。

做法： ①粳米淘洗干净备用。②将防己、黄芪、白术、甘草洗净，一起放入锅中，加入适量的清水，用大火煮沸后，再用文火煎煮30分钟左右。③加入粳米煮成粥即可。

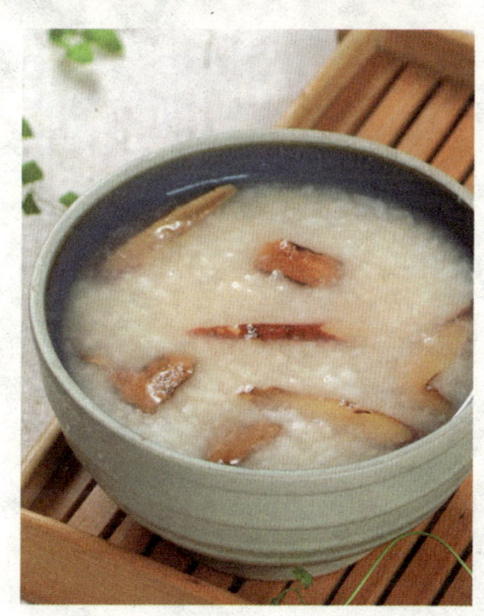

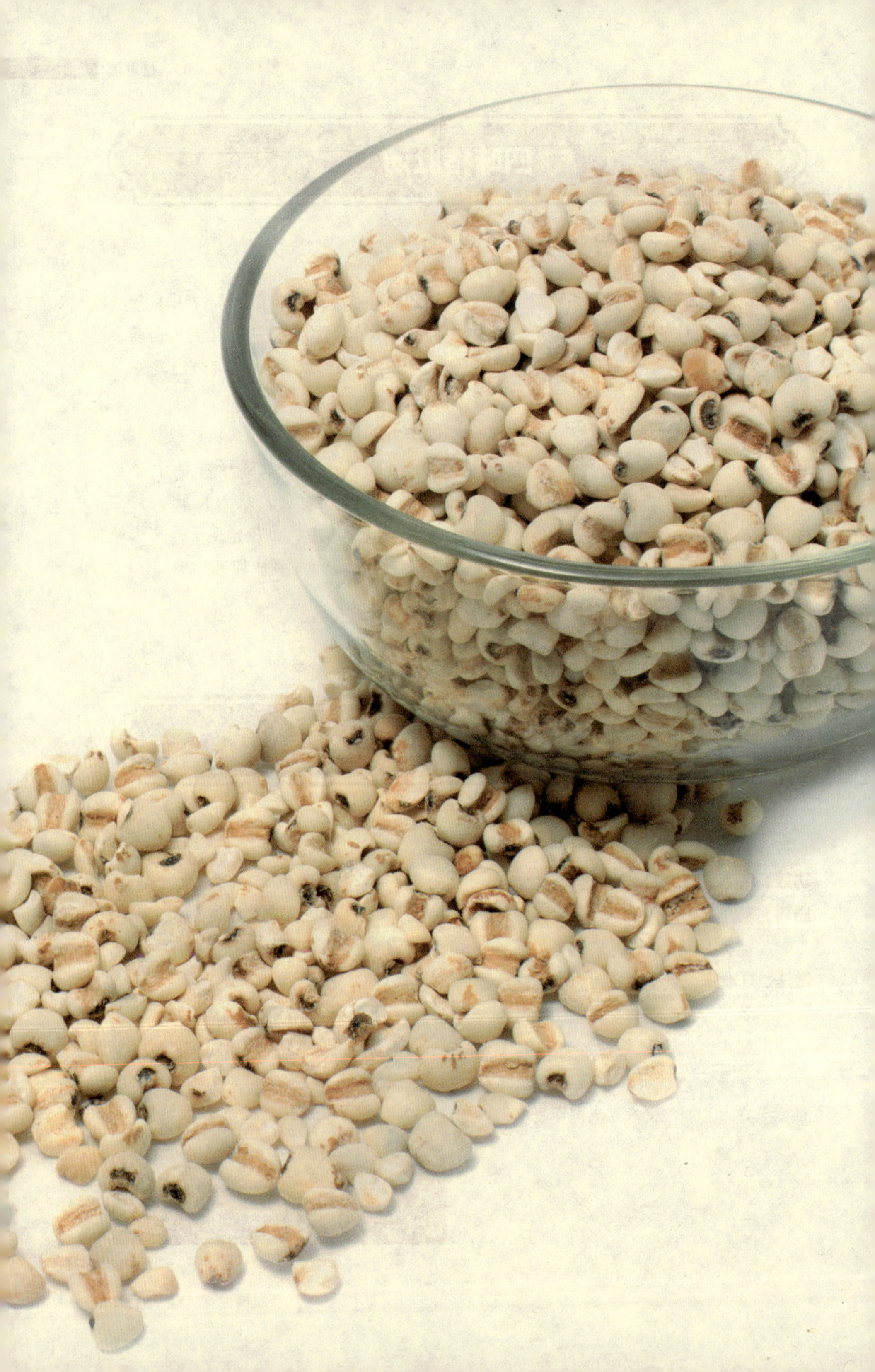

Part 04

祛湿热

湿热是现代人的健康克星，
若体内的湿邪较重，
再与热邪相结合，
阳气受水湿困阻而难以正常运行，
水湿受热熏蒸而使阳气更受损伤，
从而形成湿热交困的局面，
影响脏腑功能，破坏人体内部的平衡，
致使机体免疫功能下降，
易受病邪侵犯。
若能及时调理身体，祛除湿热，
很多疾病都会远离我们。

1. 湿热的症状

体内有湿热停滞，人就易于发胖，皮肤爱出油，吃饭不香，更容易患上疾病。

现代人都非常注意形象，不管是男是女，不管处于什么年龄阶段，都希望拥有胖瘦适中的身材、干净清爽的外表，更希望自己体质强健，不会轻易生病。

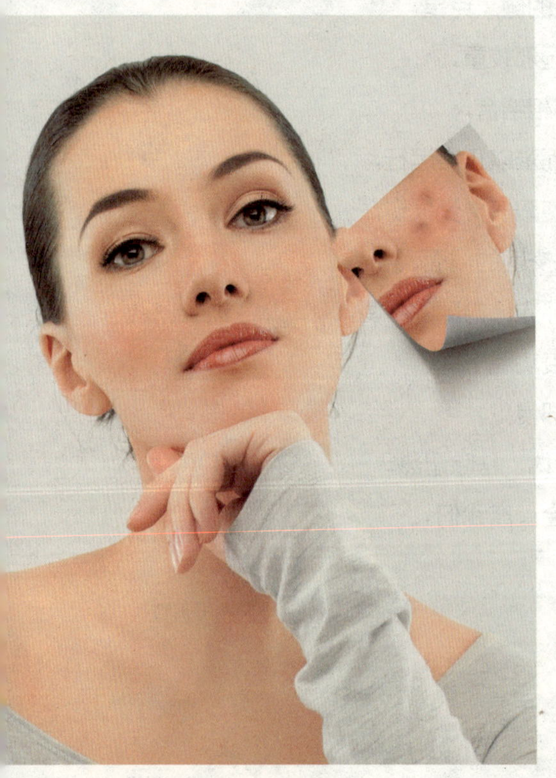

很多人总是抱怨：“我其实吃得不多，怎么就总长肉呢？”“真羡慕那些怎么吃都不胖的人，我连喝水都会长肉！”为了减肥，许多人又是节食又是运动，但就是瘦不下来。其实肥胖不完全是因为吃得多，也可能是因为体内有痰湿。

水湿致胖

清朝名医吴谦在《医宗金鉴》里提出：“湿气通于脾，故诸湿为病，皆属于脾土也。湿蓄内外，故肉肿腹满也。”脾阳不足，运化水湿功能就会变弱，体内很容易产生湿热，拖慢全身的代谢，而水湿停留在体内排不出去，又增加了细胞间液的水分，人也就渐渐地肥胖起来。这种因湿邪引起的肥胖，只要排出体内多余的水湿，就会自然而然地瘦下来，否则的话，就算吃得再少，还是瘦不下来。

皮肤油腻

所谓“流水不腐，户枢不蠹”。湿就是停留在身体内的死水，停留得久了，就会产生各种不良影响。若湿热循经至面部与头发，就会导致面部、头发油腻；若湿热聚集在皮下，遇到诱因后，就会向外散发，引起各种皮肤疾病，如痤疮，毛孔也会变得粗大，严重影响个人形象。因体内湿热导致的形象问题仅仅依靠化妆或药物是改善不了的，不仅起不到好的效果，还可能产生不良反应。要想彻底解决问题，就要先祛除湿热。

湿热致病

也有人对自己的形象不太在意，只要身体没出现器质性病变就不放在心上。事实上，湿热虽然未引起明显的病变，却是很多疾病的源头，而且较难祛除，会一直潜伏在体内，为许多重大疾病的产生埋下隐患。

心主神明，若湿热循经上升到心脏与头部，人就会觉得胸闷头晕，没有精神；若湿热侵袭肺部，会引起热咳、痰多，并出现肺部满堵、呼吸困难等；若湿热侵及膀胱或前列腺，会出现小便赤黄或偏红、排尿灼痛，女性会出现白带偏黄而腥臭，男性则易患上前列腺炎。

所以，一定要把祛除湿热的工作重视起来，平时可以通过服用祛湿除热的食物或药茶来调理身体，也可以经常按摩具有祛除湿热效果的穴位，或通过拔罐、艾灸等方式排出身体的湿热。

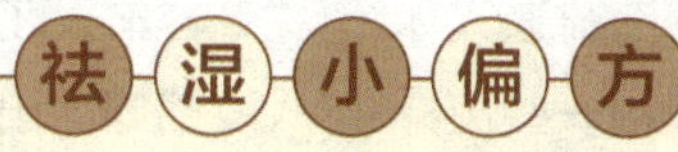

◇ 干荷叶泡茶饮用，或者和大米一起熬成荷叶粥，不但清香味美，还有除热利水之功。荷叶性寒，具有活血之效。处于经期的女性与孕妇不宜服用荷叶茶或荷叶粥，以免产生痛经或伤及胎儿。

2. 避暑祛湿有办法

相信很多人都有这样的体会：到了夏天，人就变得不想动弹，还爱长痘痘，喉咙里总感觉有痰却咳不出来，还觉得浑身黏糊糊的……这些都是体内湿热较重的表现。

夏季天气炎热，雨水多，暑热夹湿，脾胃最易受困，人常常觉得精神委顿、食欲不振，体内易蕴湿热。此时，多吃一些酸性食物可以起到固表的作用，也可以饮绿豆汤、乌梅汤等消暑解渴；或食用青笋、莲子、茯苓等食物可起到宁心安神、清热解暑的作用。

少待在空调房

有些人因为天气炎热，整天待在空调房中不愿出来，这样一来，人的抵抗力也会下降。要知道，出汗是排出身体新陈代谢废物的重要途径。汗液的排出能帮助疏通人体的气机，将体内的湿邪和一些废弃物及时排出体外。

人如果一直待在空调房里，就会不出汗或很少出汗，汗液排不出去，湿邪就被郁闭于体内，气血的流通变得不顺畅，人也容易生病。所以，到了夏天，我们应该少待在空调房里，适度运动，让身体适量出些汗。

合理运动

中医认为“大汗伤身”，所以不宜做过于激烈的运动，只要运动到微微气喘、出汗的程度就可以了。运动的时间最好选择在温度较低的早晨或下午 5 点以后，也可以选择一些较为缓和的运动，如散步、瑜伽等。

老年人还可以打太极拳、练习八段锦等。出汗之后应适量补充水分，并及时将汗液擦干，以免遇上冷风，令毛孔闭合，导致湿气被“困”在体内。

3. 湿热伤肝脾

湿热体质的人早上起床时，会感觉口腔里发干、发苦，而且不思饮食，肋间时有胀痛灼热感，这些症状多数是由于湿热蕴结在肝脾造成的。

湿热如果在身体内“安居”，就会沿着经络、血气，在人体内到处游走，很容易停留在肝胆与脾胃，进而引发许多疾病。

湿热侵袭肝胆

湿热侵袭肝胆，很容易阻遏肝胆功能，致使肝胆功能失常，产生目赤肿痛、身目发黄等问题，还易诱发黄疸、肝炎等病症。想要保持身体健康，就必须将肝胆的湿热清理掉。

祛除肝胆湿热，应该保持轻松愉快的心情，尽量避免发怒，因为怒为肝之志，肝主疏泄，所以发怒首先损伤的脏器就是肝，肝一伤，更会加重湿热症状。平时可多吃些有助于疏泄肝气、祛除湿热的食物，如陈皮、山药等，效果很好。

湿热侵袭脾胃

湿热侵袭脾胃，很容易产生恶心呕吐、不思饮食、腹胀腹痛等症状，还会循着经络上行，造成口疮，令人寝食难安，说不出话又吃不下饭，严重影响生活质量。遇到这种情况，可以取六神丸 20~30 粒，研成粉末，加少许凉开水调成糊状涂在溃疡面上，能取得很好的治疗效果。

日常生活中，多吃些绿豆、薏米、芹菜等祛湿除热的食物，避免进食辛辣刺激的食物；也可多做运动，经常打打乒乓球、跳跳绳，都有助于排出体内湿热，恢复身体健康。

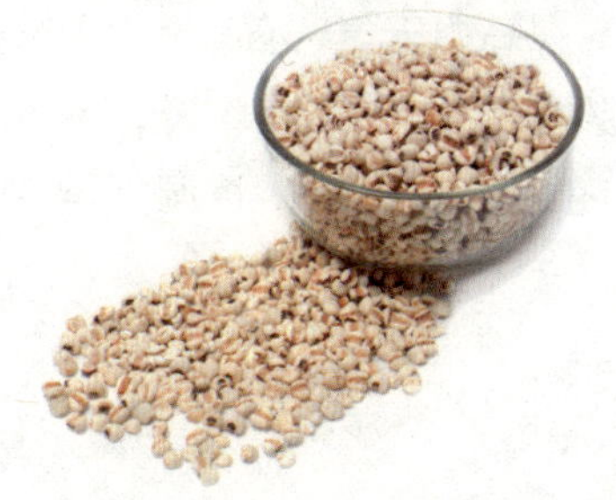

4. 应对夏日湿热

炎炎夏日，酷热潮湿，很多人都会觉得很不舒服，皮肤黏糊糊，很容易出油。南方的潮热天气，更易导致人体阳气削弱，受湿气侵袭。

南方夏季漫长，降雨频繁，气温高，湿度大。在这种环境下生活，湿热难耐，有什么办法可以避免呢？很多人躲在空调房里不出来，又喜欢吃生冷食物，殊不知这样不但不易排出湿热，还因室内外温差过大，很容易感冒，冷热交替刺激而使脏腑更加虚弱，抵抗外邪的能力下降。

少吃冷饮

人如果总是待在空调房里，汗液挥发不出来，瘀积在体内。同时阳气外越，藏不住精气，皮肤毛孔开合功能下降，阳气虚弱，极易造成体内湿邪堆积。

在高温天气，有些人会喝很多冷饮或冰镇啤酒来解暑，寒气也会随之侵入脏腑，将湿邪深深地埋在体内，为身体健康埋下大大的隐患。

锻炼排湿

为了消暑解热，有些人一天会洗几次澡，或者经常去游泳。从养生的角度来看，保持身体清洁、坚持锻炼对身体有很大的好处。但如果洗澡或游泳后未及时擦干身体，水湿之气就会渗入毛孔，入侵人体，增加体内的湿气。如果体内湿气累积，很容易导致风湿性关节炎、风湿性头痛等一系列风湿疾病。

因此，在洗澡或游泳后，一定要把身体彻底擦干，最好用柔软的毛巾稍微用力地摩擦身体，直至微微发红发热为止。这样一擦，既促进了血液循环，又能令毛孔张开，使湿气从毛孔中排出。

5. 脾胃差，湿热生

《黄帝内经》中提到：“有胃气则生，无胃气则死。”脾胃是人体的后天之本，在人体抵御外邪中起着重要的防卫作用。

脾胃的盛衰，决定着人体抗病能力的强弱。脾胃健旺，可使五脏六腑强健，人体阳气充足，就不会轻易被湿热侵袭，身体自然不容易受到病邪的危害。

脾胃运化

中医认为，湿热属于阴邪，最容易伤害人体的阳气，尤其是脾的阳气。在暑热天，很多人通过吃冰激凌、雪糕、冷饮等寒凉食物来消暑降温。寒凉食物吃多了，就会导致脾阳不足，脾失健运。脾是运化水湿的，如果脾的运化能力受阻，体内的多余水分就不能全部运化出去，造成体内湿热。

湿热停滞

脾喜燥而恶湿，一旦因湿邪滞留而受损，就会导致脾气不能正常运化，使气机不畅，导致湿热停滞在体内，产生种种不适甚至疾病。比如早上起来满脸油光，易长青春痘，头发油腻，患湿热感冒、热痢等。所以，想要祛除湿热，就要健脾养胃，做好日常保健。若人体自身脾阳充足，湿邪自然难以侵犯。

清淡饮食

日常饮食应以清淡为主，少吃油腻、生冷的食物，切忌直接食用刚从冰箱取出的食物。多吃薏米、赤小豆、绿豆、白扁豆、苦瓜等适合暑热季节的清补健脾之品。同时，应适当做一些运动，有助于消化，预防便秘。如果天气炎热不宜外出，可选择一些室内运动，如游泳、打乒乓球等。

6. 敲肝经益处多

经常敲打或按摩一下肝经，就能排除体内多余的水湿、毒素，疏肝气健脾胃，保证全身的气血运行通畅，不瘀不滞。

肝与脾胃都能调节身体的气机。不同的是，脾胃负责消化，同时吸收、传输体内的水分，是“一线工作者”。而肝负责疏泄与调理，属于“管理层”，是人体的“大将军”。

肝气瘀滞

肝的疏泄功能正常，气机的运行畅达，升降出入自然有序，血液的循行和津液的输布就能顺利进行。如果肝的疏泄失常，必然会造成肝气瘀滞，气机凝滞，进一步就会形成湿邪。湿邪在凝滞的气机里最易化热，久而久之，就会形成湿热。

肝既然是人体的“大将军”，自然也有大将军的“脾气”。人一生气，肝就会罢工，中医把肝称为“刚脏”，就是这个原因。肝如果不工作了，体内的气机就会凝闭不畅，从而形成郁积，湿邪也会停留在人体内，贻害无穷。

疏通肝经

那么，怎样才能让肝不闹脾气呢？只要经常拍拍肝经，让肝认真工作，令全身的气血运行通畅，就能排除掉体内多余的湿邪。

肝经的全名是足厥阴肝经，是十二经脉之一。经常敲打或按摩一下肝经，就能排除体内多余的水湿、毒素，疏肝气健脾胃，保证全身的气血运行通畅，不瘀不滞。敲打肝经没有时间规定，也没有饭前敲或者饭后敲的区别，只要有空，都可以敲一敲。敲打肝经时应循经开始，从面部慢慢敲到脚趾尖。敲打时可稍微用力，并留意有没有酸痛的位置，如果有，说明此处不通畅，应重点敲打。

有人说，肝经太长了，想要一次性敲完，既费时间又费体力，很难长期坚持。怎么办呢？敲打肝经的关键位置，同样可以起到很好的效果。

足厥阴肝经穴位示意图

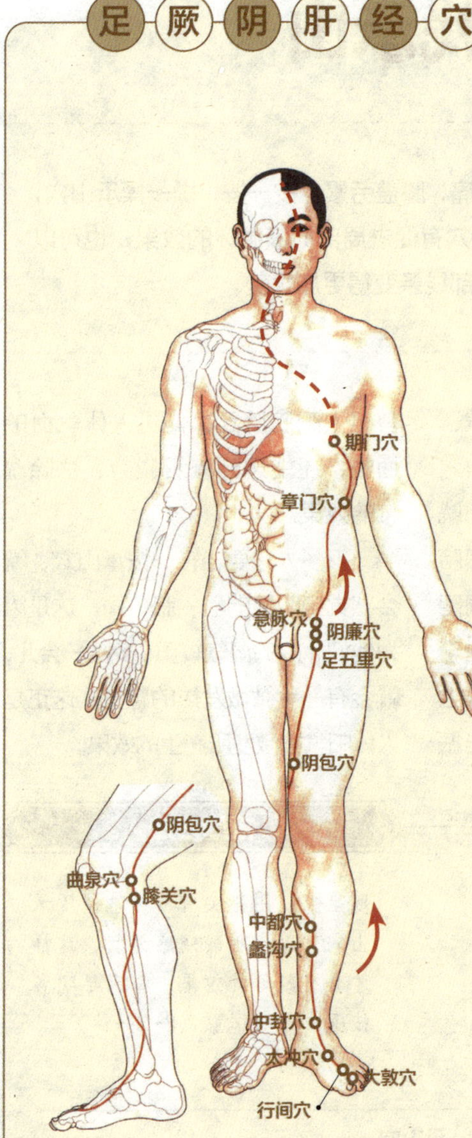

取穴精要

敲大腿根部

①坐姿，双腿伸直，并将一条腿放在另一条腿上面。

②握起拳头，从腹股沟开始，沿大腿内侧一直敲到膝关节处。

③敲打力度应不轻不重，以感觉微微发麻，略有痛感为宜。先敲一侧，再换另一侧，每侧敲 1~2 分钟，每天敲 1~2 次。

按摩大腿内侧

①坐姿，双膝弯曲，并将一条腿放在另一条腿上面，让大腿的内侧面朝上。

②在大腿内侧涂上按摩油或者凡士林，用双手轻轻地按摩大腿内侧，或者揉一揉，速度要适宜，才能起到放松的效果。

③按摩时宜先从上到下，再自下而上，这样反复进行。每侧按摩 1~2 分钟，每天按摩 1~2 次。

7. 提升阳气找承山

遇上小腿肚抽筋、腰腿疼痛、膝盖劳累，按一按、揉一揉承山穴，症状很快就能缓解。刺激承山穴有促进局部血液循环的效果，也可以通过按摩承山穴来瘦腿，使腿部线条变得更加优美。

经常按摩承山穴，能提升阳气，排出体内多余的湿气。因为承山穴处于足太阳膀胱经上，足太阳膀胱经主一身之表，通过激发足太阳膀胱经的气血运行，能够起到协调阴阳、调补正气的作用。承山穴位于小腿后面正中，是足太阳膀胱经上的重要穴位之一。按摩承山穴能振奋足太阳膀胱经，促进人体气血的通畅，还能达到减缓疲劳、祛除湿气的效果。

很多人只要轻轻一按承山穴，就会感觉到明显的酸、胀、痛，这是因为他们体内的湿气较重。多揉一会儿，就会有一种微微发热的感觉，这正是人体阳气被激发所产生的效果。

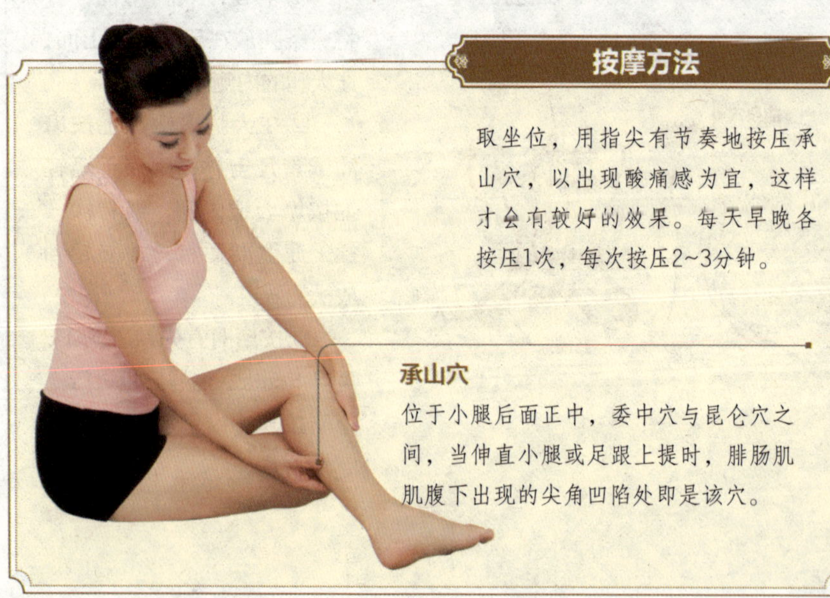

按摩方法

取坐位，用指尖有节奏地按压承山穴，以出现酸痛感为宜，这样才会有较好的效果。每天早晚各按压1次，每次按压2~3分钟。

承山穴

位于小腿后面正中，委中穴与昆仑穴之间，当伸直小腿或足跟上提时，腓肠肌肌腹下出现的尖角凹陷处即是该穴。

8. 揉丰隆祛湿热

人体受到湿热的入侵，侵袭到上焦，就会出现多痰、有痰难咳出等情况。那么，怎样才能既除湿热又祛痰呢？揉一揉丰隆穴，会让你取得意想不到的效果。

《一百二十穴玉龙歌》中提出，“痰多宜向丰隆寻”。意思是，如果体内多痰，可以通过丰隆穴来治疗。按摩丰隆穴，能沉降胃浊，使湿痰自化，避免痰湿侵袭身体，因此丰隆穴又被称为“祛湿第一穴”。

除此之外，按摩丰隆穴还可以达到减肥的目的。丰隆穴在人体中的作用就像控制电梯升降的管理员，如果身体营养过剩，它会促使身体把多余的物质排泄出去。反之，如果身体营养不足，它又会促进身体吸收。因此，经常按摩丰隆穴，不仅能强脾化痰，还能起到调整体形的功效。

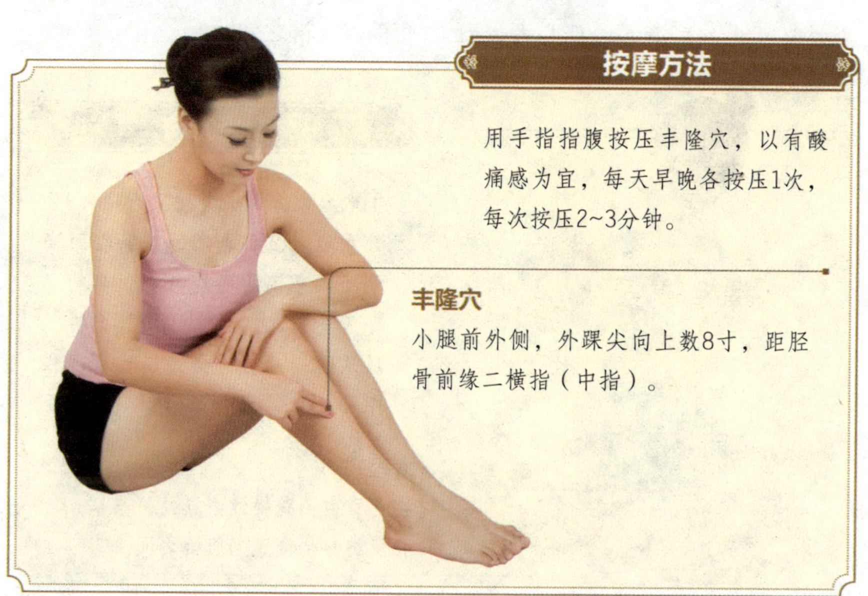

按摩方法

用手指指腹按压丰隆穴，以有酸痛感为宜，每天早晚各按压1次，每次按压2~3分钟。

丰隆穴

小腿前外侧，外踝尖向上数8寸，距胫骨前缘二横指（中指）。

9. 灸大陵安神宽胸

大陵穴是手厥阴心包经的输穴和原穴。通过调节心包经的气血可调节亢奋的心脏功能，平息心火，防治湿热。想要预防心脑血管疾病，防治湿热，就要多艾灸大陵穴。

心主神明，如果心受湿热侵犯，人的第一反应就是不开心，还会出现胸闷、头晕、心慌意乱、面赤尿黄等症状。心脏最怕湿热，每到高温多雨的暑热天，医院里的心脑血管病患者就会增加。

大陵穴作为心包经的原穴，还可用于治疗精神、神志方面的疾病。《灵枢·邪客》讲道："心者，五脏六腑之大主也，精神之所舍也，其脏坚固，邪弗能容也。容之则心伤，心伤则神去，神去则死矣。故诸邪之在于心者，皆在于心之包络。"因此，中医学将外感热病导致的神昏、谵语等症状称为"热入心包"或"蒙蔽心包"。在治疗此类疾病时，取大陵穴艾灸，可收清心宁神之功，有镇静安神之效。

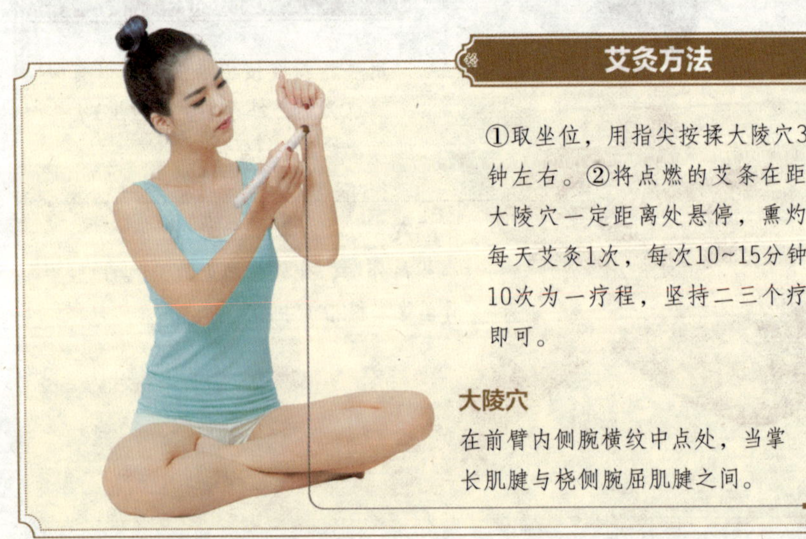

艾灸方法

①取坐位，用指尖按揉大陵穴3分钟左右。②将点燃的艾条在距离大陵穴一定距离处悬停，熏灼。每天艾灸1次，每次10~15分钟。10次为一疗程，坚持二三个疗程即可。

大陵穴

在前臂内侧腕横纹中点处，当掌长肌腱与桡侧腕屈肌腱之间。

10. 除肠道湿热找中脘

中脘穴作为消化系统的重要穴位，能和中除湿热，有调胃补气、化湿和中、降逆止呕的作用。如果脾胃有湿热，按一按中脘穴，可直接调控胃腑气血，提高脾胃功能。

古人说："胃为太仓，三皇五帝之厨府也。"为了保证太仓的正常运作，人体给胃配备了护卫"三剑客"，即上、中、下三脘穴。如果平时让这"三剑客"站好岗，就可形成对胃的层层保护，让各种胃病无法侵入，所以中脘穴又被称为解决各种胃部问题的"万能胃药"。

脘指空腔，"中脘"意指任脉的地部经水由此向下而行。即任脉上部经脉的下行经水，至本穴后，经水继续向下，如流入任脉下部的巨大空腔，故名中脘。

中脘穴有调胃补气、化湿和中、降逆止呕的作用。按摩中脘穴可直接调控胃腑气血，有利于提高脾胃功能，对于胃痛胃酸、胃脘胀痛、呕吐、呃逆、吞酸、食欲不振等有较好疗效，还能帮助保持肠道的健康，预防便秘。

按摩方法

取坐位，先摩擦双手，使手指温热起来。双手放在上腹部，用左手中指的指腹按压穴位，右手中指的指腹按压在左手中指的指甲上，用双手中指同时用力揉按中脘穴。每天早晚各按压1次，每次按压2~3分钟。

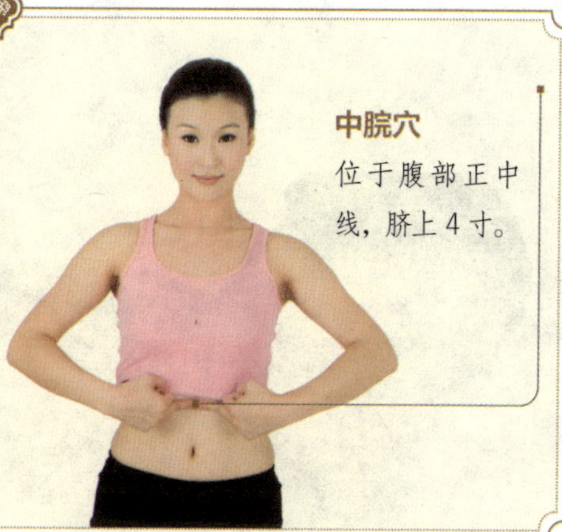

11. 奇效刮痧除湿止呕

湿热入体后，常食油腻食物会使胃气不降反升，进而诱发呕吐。刮痧能祛除体内湿邪，从而改善气血。

夏天炎热潮湿、湿热入体、常食油腻食物都会使胃气不降反升，进而诱发呕吐。中医认为，“痧”是一种病邪产物，“出痧”意味着“给邪以出路”，刮痧能祛除体内湿邪，从而改善气血，调节神经、内分泌及免疫系统，从整体上协调人体各组织器官功能，提高人体免疫力。

刮痧准备

刮痧之前，先准备好刮痧板和刮痧油。刮痧板最好选择具有药物作用的玉石或水牛角。玉性平，可以入肺经，润心肺，清肺热。牛角性寒，味辛、咸，可行气发散、润养活血。

取坐位或俯卧位，先用热毛巾擦洗要刮痧部位的皮肤，然后均匀地涂上刮痧油，手持刮痧板在皮肤上进行刮拭，以刮出痧痕或血点为止。

需要注意的是，女性经期不宜刮痧。

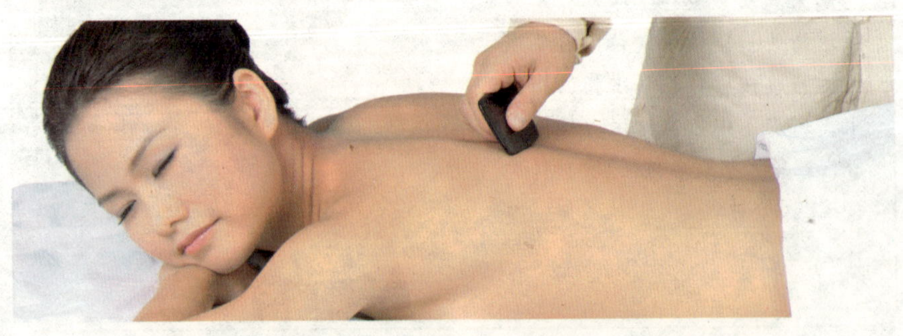

刮痧方法

选穴汇总： 肝俞穴、脾俞穴、胃俞穴、肾俞穴、膻中穴、中脘穴、天枢穴、神阙穴、足三里穴、丰隆穴、阴陵泉穴、三阴交穴、委中穴

取穴精要

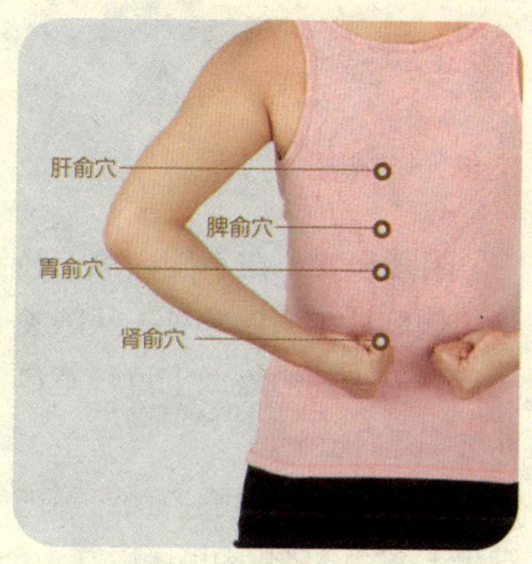

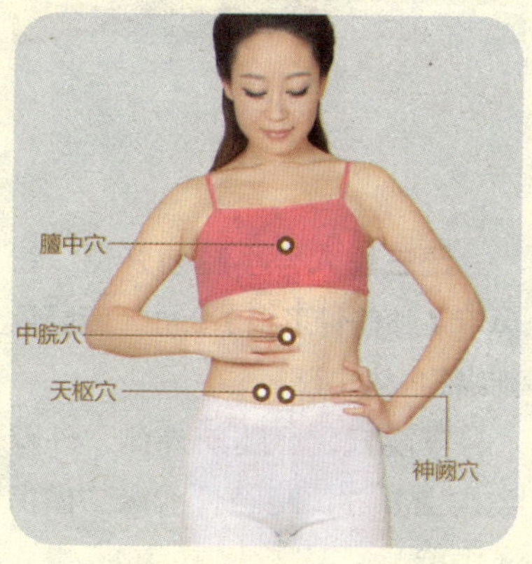

肝俞穴： 在背部，第九胸椎棘突下，后正中线旁开 1.5 寸。

脾俞穴： 在背部，第十一胸椎棘突下，后正中线旁开 1.5 寸。

胃俞穴： 在背部，第十二胸椎棘突下，后正中线旁开 1.5 寸。

肾俞穴： 在背部，第二腰椎棘突下，后正中线旁开 1.5 寸。

膻中穴： 在胸部，两乳头连线中点处。

中脘穴： 在腹部，前正中线上，脐上 4 寸处。

天枢穴： 在腹部，肚脐旁开 2 寸。

神阙穴： 在腹部，前正中线上，肚脐凹陷处。

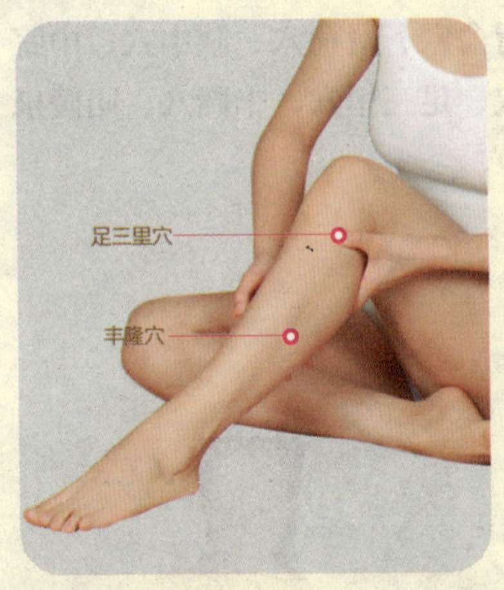

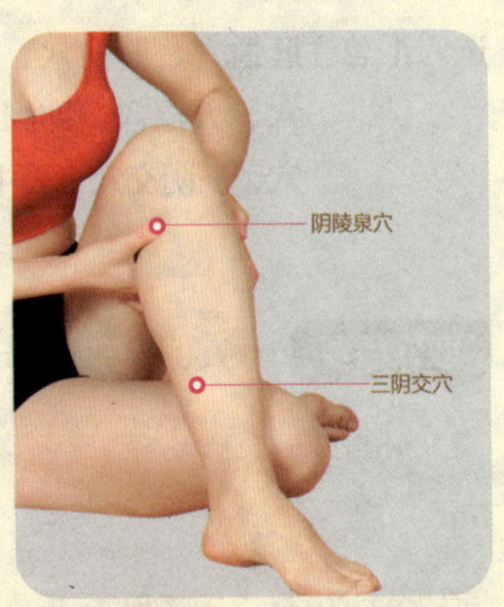

足三里穴：小腿前外侧，犊鼻下（膝盖骨下缘）3 寸，距胫骨前缘约一横指。

丰隆穴：小腿前外侧，外踝尖向上 8 寸，距胫骨前缘二横指（中指）。

阴陵泉穴：在小腿内侧，胫骨内侧髁后下方凹陷处（从踝关节后方沿骨的边缘向上推行至尽头处即是穴位）。

三阴交穴：小腿内侧，足内踝尖上 3 寸，胫骨内侧缘后方。

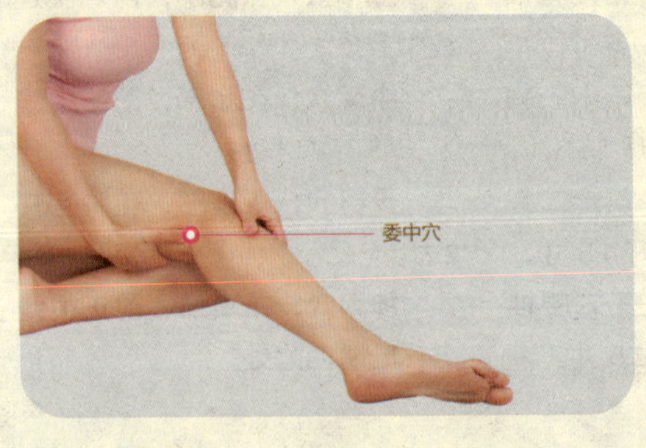

委中穴：在腘窝横纹中点处。委中能通经活络，帮助腰部损伤的修复。

刮痧步骤

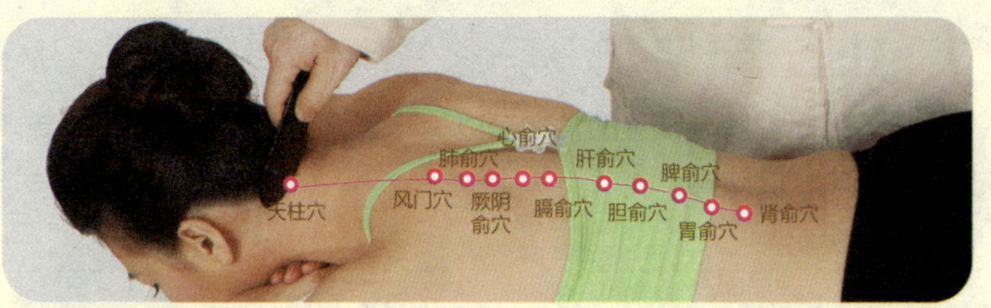

第一步

刮足太阳膀胱经：由天柱穴沿脊柱两侧向下，经风门、肺俞、厥阴俞、心俞、膈俞、肝俞、胆俞、脾俞、胃俞等穴，刮至肾俞穴。

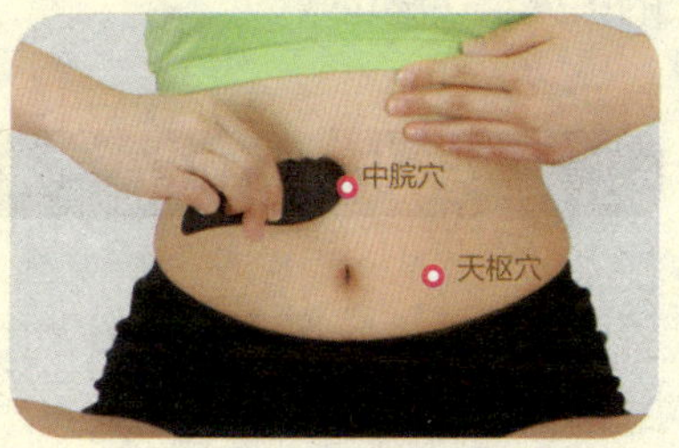

第二步

刮腹部中脘穴、天枢穴。

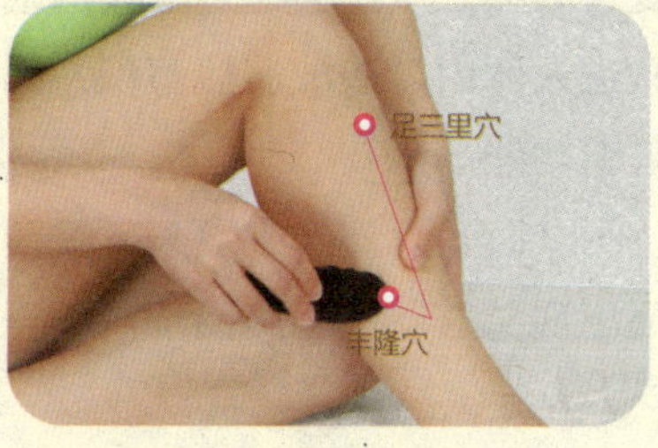

第三步

刮足阳明胃经：由足三里穴沿小腿外侧刮至丰隆穴。

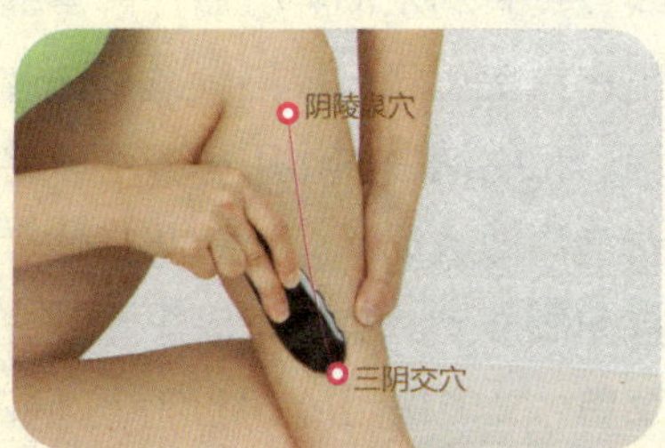

第四步

刮足太阴脾经：由阴陵泉穴沿小腿内侧向下刮至三阴交穴。

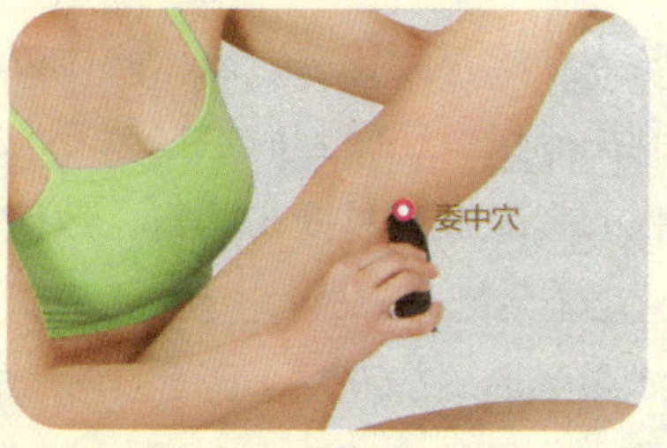

第五步

刮委中穴。

12. 食疗调理湿热体质

将解暑、健脾、祛湿的食物制成美味菜肴，既丰富了餐桌菜单，又能祛湿热、健脾胃。

夏季不仅炎热，而且多雨，衣物和食品都容易返潮，甚至发霉。人长期处于这种环境，不但闷热得难受，湿热之气还会通过呼吸道或皮肤进入体内，造成湿热蓄积，影响脏腑功能。

所以很多人一到了夏天，就很容易出现头昏脑涨、胸闷烦渴、身疲乏力等症状。

夏天湿热怎样吃

暑热天气时，人的胃口会变差。有些人干脆不吃正餐，以冰激凌或冰制甜品代替正餐。但这些冰冷、甜腻的食品很容易损伤脾胃，致使脾胃功能受损，无法正常运化水湿，令体内湿热更加严重。因此，冰激凌或冰制甜品只可适当食用，绝不能取代正餐。

为了身体着想，我们不但要正常饮食，还要吃好，不能因为贪凉而伤害了身体。如果胃口差，可适当吃点开胃的食物，如绿豆粥、薏米粥等，既能帮助解暑，还有很好的去火、祛湿功效。

去火祛湿饮食

在夏季，每餐不宜吃得太饱，过饱会增加肠胃负担，造成胃病。还要少吃油腻食物，宜选择一些解暑、健脾、祛湿的食物，比如，薏米具有除湿热、利肠胃的作用；绿豆具有利水消肿、清热解毒的作用；白扁豆具有提高食欲、健脾止泻、和中消暑的作用……可以将这些食物做成汤品，或者与其他食物搭配制成美味菜肴，既丰富了餐桌菜单，又能祛湿热、健脾胃。同时，也可以适当食用苦味的食物，以缓解湿热、增强食欲，加快体内湿热排出。

13. 药茶除湿热清心火

我国有着悠久的饮茶传统和文化，每天适量饮茶，不但能解渴，更能清热利湿，具有很好的养生保健功效。

茶是我国古代最早的饮料，至今仍受到人们的喜爱。殊不知茶的最早发现与利用，却是从药用开始的。相传“神农尝百草，日遇七十二毒，得茶而解之。”西晋张华《博物志》有“饮真茶，令人少眠”的说法。可见，自古茶即为药。

养生保健

茶是中国人生活中不可或缺的饮品，古人早就说过，开门七件事，就是“柴、米、油、盐、酱、醋、茶”，甚至还有人说过，“宁可三天无油盐，不可一日不饮茶。”对于中国人来说，茶不仅是一种解渴的饮品，更是一种养生保健的手段，可以为我们带来健康。

体内湿热重的人，可以每天泡一杯绿茶，绿茶有利尿作用，常饮绿茶，可渗利水湿、通利小便。同时，绿茶性凉，在暑热天气饮用，还能起到清火润燥之功。脾胃虚弱者则不宜喝绿茶，可以选择乌龙茶、普洱茶等性温的茶饮用。

清热祛湿

广东地区有在夏天喝凉茶的习惯，能起到清热祛湿的作用。需要注意的是，凉茶性寒，不可多饮，以免造成胃肠虚寒，引发其他疾病。

花茶也是很好的选择，它温和不刺激，并具有各种疗效，非常适合作为日常饮品。长期饮用花茶，不仅能生津润喉，还能起到发汗、解暑、清心之效。

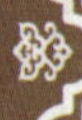

半夏陈皮茯苓饮

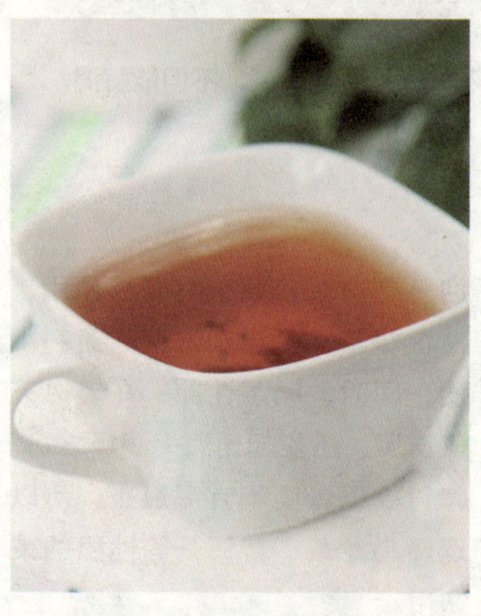

功效：利水渗湿、健脾化痰、生津止渴。

原料：半夏10克，陈皮8克，茯苓10克。

调料：冰糖适量。

做法：①砂锅中注入适量清水，用大火烧开。②放入洗净的陈皮、半夏、茯苓，大火烧开后转小火炖20分钟，至食材熟软。③放入冰糖，搅拌至完全溶化；把煮好的药茶盛出，装入汤碗中即可。

黄芩瓜蒌饮

功效：清热燥湿、泻火解毒、生津润喉。

原料：黄芩6克，瓜蒌5克。

做法：①将黄芩、瓜蒌分别用清水洗净，待用。②砂锅置火上，加入适量清水，放入黄芩、瓜蒌，大火煮沸后转小火续煮10分钟。③盛出煮好的药茶，装入杯中，稍凉即可饮用。

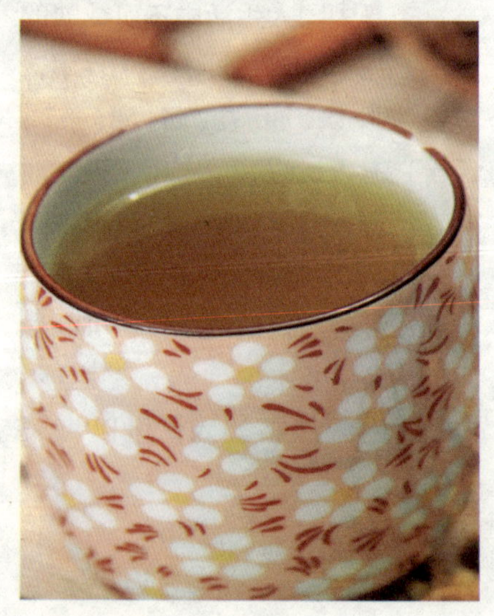

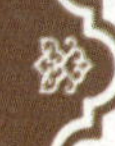

桑叶菊花饮

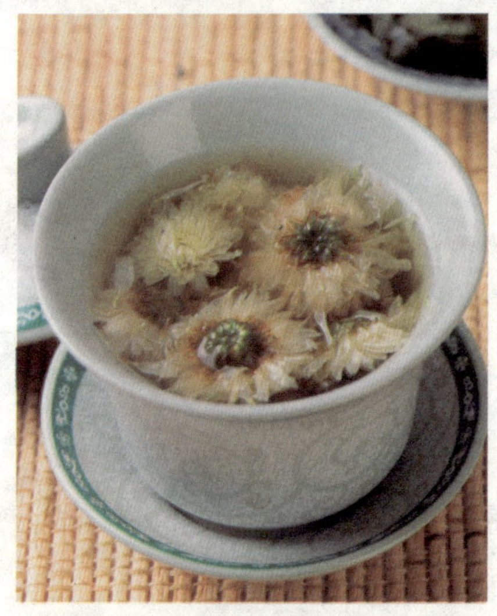

功效：除风散热、清肝明目、清热解毒。

原料：桑叶8克，菊花4克。

调料：白砂糖适量。

做法：①砂锅中注入适量清水，用大火烧开，放入洗净的桑叶和菊花，用勺搅拌开。②盖上盖，用小火煮20分钟，至药材析出有效成分，加入白砂糖调味。③把煮好的茶水盛出，装入杯中即可。

陈皮半夏茶

功效：理气健脾、燥湿化痰、泻火解毒。

原料：陈皮4克，半夏5克。

做法：①往砂锅中注入适量清水，用大火烧开。②倒入洗净的陈皮、半夏，用小火煮15分钟至其析出有效成分，搅拌片刻。③把煮好的茶水盛出，装入杯中，待稍凉即可。

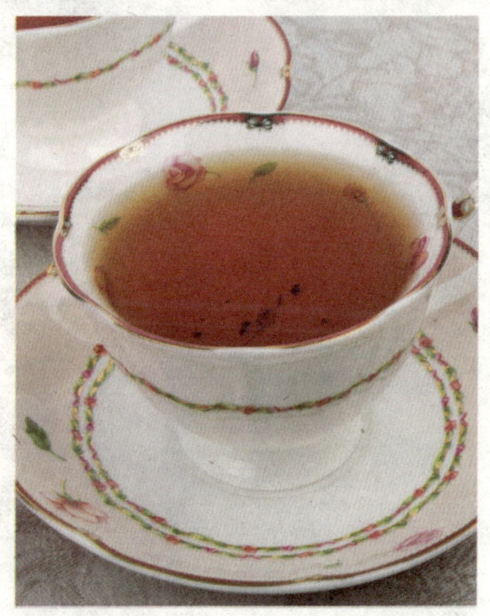

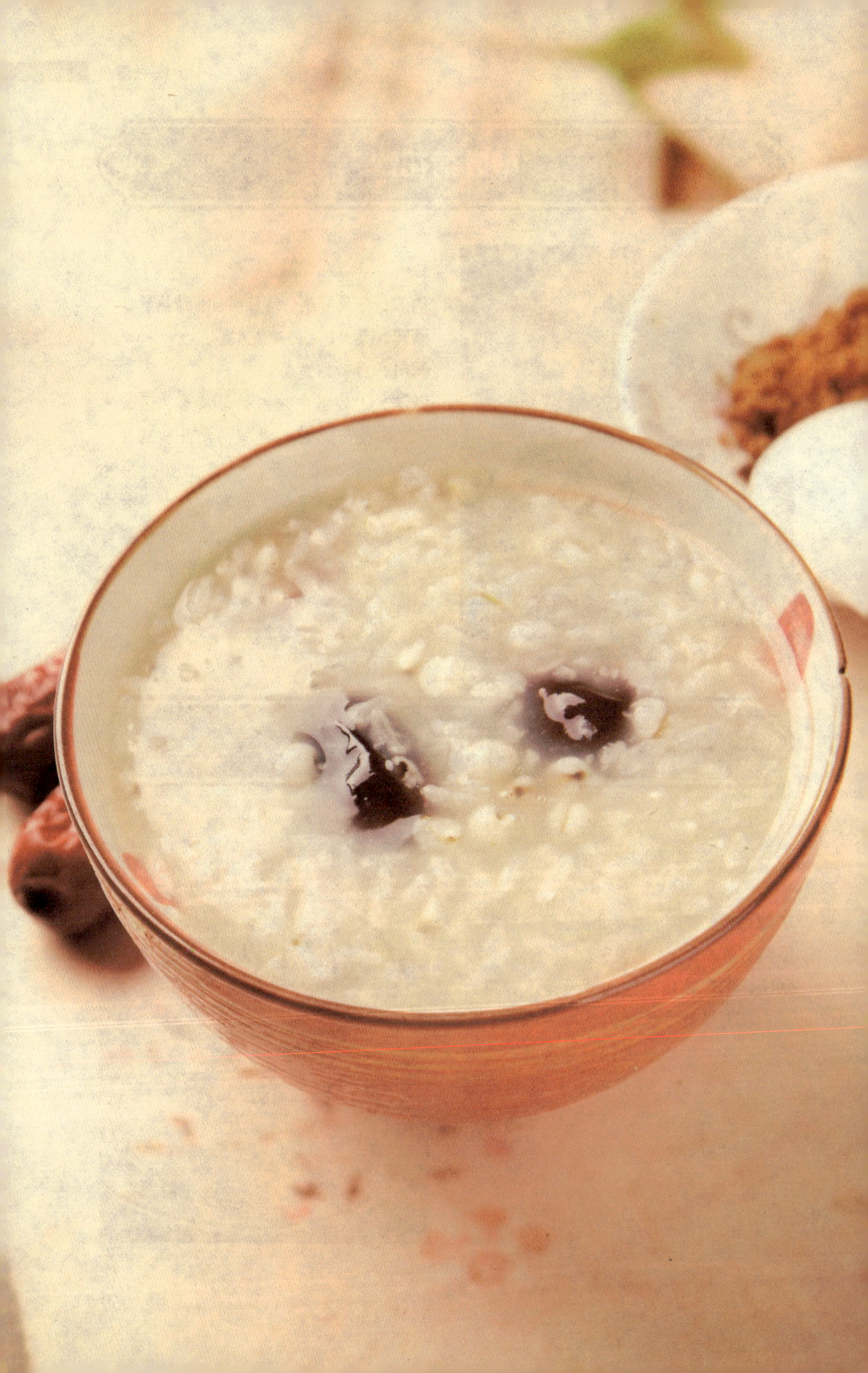

Part 05

祛虚湿

元气是人体的生命之源，
也是健康之本。
它由肾脏中的先天之精气化蒸腾而成，
再加上后天水谷之气、呼吸之气、自然之气，
是人体最基本也是最重要的气。
元气充足的时候，人体的免疫力就比较强，
身体也比较健康，不易生病。
如果元气不足，人体的免疫力就会下降，
身体变得衰弱，很容易生病。
湿为阴邪，最易耗伤人体元气，
导致脾虚湿盛，
又叫作虚湿。

1. 虚湿的症状

虚湿的人常常觉得倦怠乏力，动力不足，吃的东西不多，却体形较胖，面色萎黄，不爱运动，不爱说话，容易腹胀，容易疲劳，抵抗力较差，很容易患感冒。

中医认为，疾病多由机体阴阳盛衰失调、气机升降失常、脏腑气血功能紊乱所致。人体受到湿邪的侵袭时，如果体内元气不足，无法抵御，就会导致脏腑机能衰退。

虚湿的表现

脾胃之气壅滞不行，体内湿邪无法通过正常运化排出体外，形成的脾虚湿盛，叫作虚湿。

虚湿跟寒湿、风湿、痰湿的症状表现不同。虚湿的人经常感觉累，工作累，学习累，出去玩也累；觉得倦怠乏力，动力不足；吃的东西虽然不多，但体形较胖，面色萎黄，不爱运动；容易腹胀，特别容易犯困，不爱说话，身体抵抗力较差，很容易患感冒。

元气弱体力差

体形偏胖的人虽然不爱运动，但能胜任一定强度的劳动。当他们干点体力活、充分活动身体后，反而觉得身体变得更加灵活、轻快，越干越有精神。

虚湿的人因为元气不足，体内湿浊较多，缺少足够的体力，很难胜任一定强度的劳动。虚湿的人干体力活，只会越干越累，并且随着体力的消耗，精神状态也会变得更差，甚至出现头晕、目眩或耳鸣。运动对祛湿有很好的效果，但虚湿的人不适合高强度运动。因为他们体内的元气不足，过于激烈的运动会使元气变得更弱，体质变得更差。因此，虚湿的人应该先祛湿，再补气、养气，适当进行一些和缓的运动，才能达到最好的祛湿效果。

2. 阳气虚弱湿邪侵

阳气变虚、变弱，湿邪就会趁机而入，并且滞留在身体内，使体内气机运行受到阻滞，产生郁积，进而产生一系列的健康问题。所以，祛湿要先补阳气。

在中医学中，“气”是个非常重要的概念。俗话说“人活一口气”，这口气就是源自于肾的先天元气。

阳气虚弱

元气是人体本源之气，包括元阴之气（阴气）和元阳之气（阳气），元气以先天精气为基础，赖后天精气充养，而根源于肾的气。元气，《难经》又称原气，是人体最根本、最重要的气，是生命活动的原动力。《庄子·知北游》中提到：“人之生，气之聚也，聚则为生，散则为死。”如果体内的元气不足，就会产生疾病。如果失去元气，人也就失去了生命。

现代人“阳虚十占八九，阴虚百难见一”。由于生活习惯的改变，现代人经常过度用脑、长期熬夜、爱吃冰镇冷饮、久坐不动等，这些行为都会损耗阳气，使体内的阴阳之气失去平衡，逐渐变得阴盛阳衰，令元气愈加衰弱。尤其是许多女孩子为了减肥而过度节食，更是大伤阳气的不良行为。

守护阳气

食物是人体后天元气的一大补充源，一旦长期节食，元气补充就会变得不足，人体内的这口“气”也会变虚、变弱，湿邪就会趁机而入，并且滞留在身体内，使体内气机运行受到阻滞，进而产生郁积。

一般情况下，如果元气充足，体内有阳气的守护，有足够的力量抵御外邪，就算受到湿邪的侵犯，也能把它“赶”出体外。中医认为，养生的真谛就在于固护阳气，保养元气，这样才能达到健康长寿的目的。

3. 饮食有讲究

虚湿体质的人在饮食上应该格外讲究。因其体质较弱，体内诸气不足，气不够用，肺脏和脾脏功能都会相对弱一些。

虚湿体质的人对寒性、热性的食物都较为敏感，如苦瓜和胡椒等，多食用一点身体就有反应，为什么会这样呢？

泄气的食物

虚湿体质的人，体内的气不够用或有停滞现象，因而总感到气不足，所以不宜食用行气、破气、耗气之物，如萝卜、槟榔、山楂、柿子等。行气、破气是将体内之气降至低处，等于是泄气，会加重气虚症状。

耗气血的食物

虚湿体质的人不宜过多饮用咖啡与浓茶，因咖啡与浓茶中含有咖啡因，能兴奋中枢神经，加速心脏搏动。而气虚的人，气血本身就不足，这无疑会增加耗损，加重病情。

粗粮大补元气

虚湿体质的人平时应多吃粗粮，因为未经过精细加工的粗粮保留了大量的营养物质，提高了蛋白质的利用率，能有效补充人体的元气。而且膳食纤维进入胃肠后，能吸水膨胀，使肠内容物体积增大，大便变软变松，促进肠蠕动，缩短粪便通过肠道的时间，起到润肠通便、防治便秘的作用。另外，粗粮中的膳食纤维含量较高，消化速度较慢，可以避免血糖迅速升高，防止体内产生痰湿。但过多食用粗粮也会对肠胃形成刺激。所以补充膳食纤维要适量，最好把粗粮与细粮搭配在一起食用。比如将 7 分的精米和 3 分的糙米混在一起煮食，既能防治便秘，还能使身体吸收更多、更全面的营养成分。

4. 太溪穴固先天之本

虚湿体质的人由于体内元气不足，很容易感到疲惫。同时，由于体内有湿，经常出现四肢酸软无力、困倦懒动等症状。经常按一按太溪穴，可以明显改善这些症状，还能补充体内元气。

太溪穴是足少阴肾经的输穴，也是肾经的原穴。“太”，大也；“溪”，溪流也。在中医学中，太溪是指肾精水液在此形成较大的溪水，是古代中医典籍中记述的“回阳九穴”之一，也是肾脏的元气居住的地方。肾是人体的先天之本，人体的元阴和元阳都来源于它，所以肾是人体元气之源。经常按一按太溪穴，能明显提高肾功能，达到滋肾阴、补肾气、壮肾阳、理胞宫的功能。因此，人们常把太溪穴视为修复先天之本的要穴。

按揉太溪穴可以对症操作，如有的人经常咽喉干，喝水也不管用，没有唾液，这是肾阴不足的表现。可以一边按揉太溪穴一边做吞咽动作，这样效果会更好。

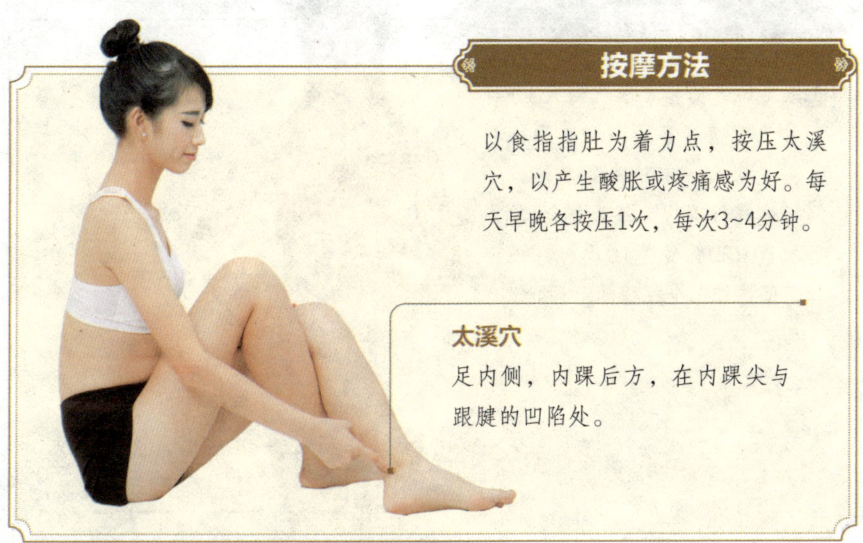

按摩方法

以食指指肚为着力点，按压太溪穴，以产生酸胀或疼痛感为好。每天早晚各按压1次，每次3~4分钟。

太溪穴

足内侧，内踝后方，在内踝尖与跟腱的凹陷处。

5. 艾灸气海化湿暖身

虚湿的人应重视补气祛湿。如何做才能让补元气与祛湿邪同时进行呢？最简单的方法是经常艾灸气海穴。

虚湿的人很容易头晕，普遍血压偏低，由于体内气不足，提不起劲儿，所以经常会感到疲倦、怠惰、无力，整个人比较慵懒，“提起来一条，放下来一堆”。

此类人能躺就不坐，能坐就不站，能坐车就不走路，能走路绝不跑。长期下去，不仅体力会下降，身体的免疫力也会降低。

《黄帝内经》中提到，“邪之所凑，其气必虚”。当体内有了湿邪，最简单的方法是经常艾灸气海穴。中医认为，气海穴为先天元气汇聚之处，宜补不宜泄，常灸此穴能温暖全身，培元补虚，祛除湿邪。但要注意的是，孕妇不可艾灸或按摩此穴，否则可能对胎儿的健康不利，导致严重的后果。

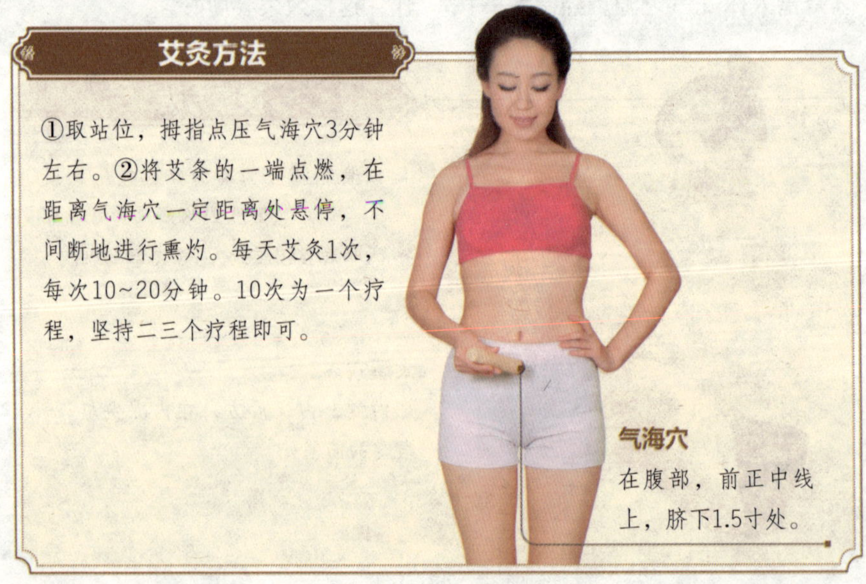

艾灸方法

①取站位，拇指点压气海穴3分钟左右。②将艾条的一端点燃，在距离气海穴一定距离处悬停，不间断地进行熏灼。每天艾灸1次，每次10~20分钟。10次为一个疗程，坚持二三个疗程即可。

气海穴

在腹部，前正中线上，脐下1.5寸处。

6. 站桩养生养气血

很多人以为站桩就只是呆呆地站在原地。其实，站桩是一种整体性的养生方法，可以起到调整人体气血、筋骨和精神的作用。

站桩是中华武术体系中的一个重要组成部分。所谓“未习拳，先站三年桩”，说明站桩作为武术基本功的重要性。站桩不仅是一种健身运动，也能锻炼意志力。长期练习站桩，能摒弃杂念、凝聚意念，使身体充分放松，消除紧张，并使心境更加平和。

站桩的方法非常简单。站桩时，应保持精神集中，尽可能地放空大脑，不要去想紧张、烦恼的事情，用心感受身体各部位是否放松了，并稍微调节一下有紧张感的部位。初学者练习站桩时，练习时间可从2~5分钟开始，之后逐渐增加，一般情况下不宜超过20分钟。在站桩结束后，可拍打一下双肩，做一些伸展四肢的动作。

站桩方法

两脚分开，与肩同宽，膝盖可稍微弯曲，眼睛望向前方。双手十指自然张开，双肩放松下沉，双臂曲抱于胸前或腹前，像是抱着一只无形的球，收下颌，舌尖轻抵上腭，自然呼吸。

站桩时应尽量放松全身的肌肉，把气沉于小腹，也就是武术家称为“下丹田”的所在，并把重心灌注在双脚脚底的涌泉穴。

站桩采用鼻吸口呼的方式，先用鼻子深吸一口气，然后微张嘴唇，轻轻地把这口气吐出来。练习过程中保持全身肌肉放松，处于一种“似松非松，将展未展”的状态。

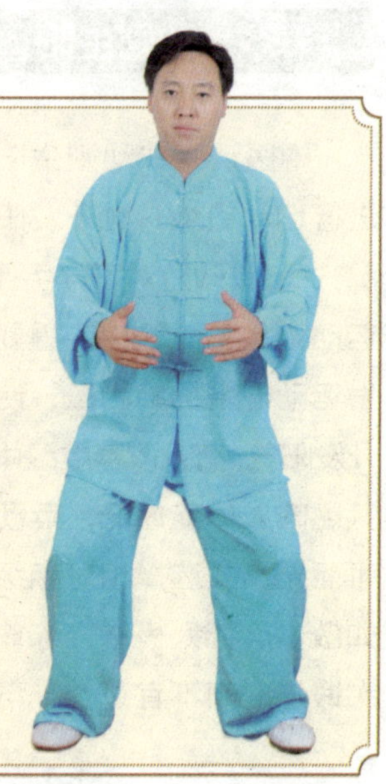

7. 多运动提阳气强体质

虚湿体质的人往往不爱运动，并非他们懒散怠惰，而是因为体内水湿过多，影响了脾胃的升清功能，进而影响阳气在体内的输布。

如果头部缺少阳气，水湿过多，人就会感到头昏脑涨，精神状态变得很糟糕，懒得动弹；如果四肢缺少阳气，水湿过多，人会感到四肢酸楚、沉重、乏力。而且虚湿体质的人往往体力不足，肌肉松软不实，稍微运动就会气喘吁吁，于是他们就更不愿意活动了。

动则生阳

中医认为“动则生阳”，适当进行运动锻炼，对升发阳气、祛除湿气很有好处。对于养生保健来说，运动更是不可缺少的重要部分，因为运动能增加肺活量，使身体自主升发阳气，有效改善虚湿体质。不过，气虚的人体能偏低，运动量应当适可而止，并选择相对和缓的运动，如散步、打太极拳、练瑜伽等。每次锻炼时间不宜过长，可适当增加每日锻炼的次数。如每天锻炼二三次，每次锻炼10~20分钟。

绿色运动

虚湿体质的人可以尝试健步走。健步走是一项“绿色运动”，在任何时间、任何地点，只要自己愿意就可以进行，行走速度和运动量介于散步与慢跑之间，既能锻炼身体，又不会造成很大的负担。

健步走的方式：挺胸收腹抬头，以肩关节为轴，随着步行速度自然地前后摆臂，同时腿朝前迈，脚跟先着地，再到前脚掌。健步走时，呼吸应自然而均匀，如出现胸闷或气短症状，应立即休息或放慢速度。每天练习健步走，适当锻炼身体，能有效调节血管机能，提高心肺功能与耐力，祛除湿气，升发阳气，达到健康养生的目的。

8. 养血祛湿药膳

有些人吃一点儿东西就饱胀不适，难以消化；还有人吃下东西，或腹泻，或便秘，或不生精微而生痰涎，或不增气血而长赘肉。这些问题，都是因为脾不健运、气血虚弱、脾虚湿盛造成的。

中医认为，脾胃为后天之本，气血生化之源。脾胃不好，吃下的东西不能很好地吸收，即虚不受补，吃下的东西无法改善虚弱的体质，只会增加脾胃负担，更不用说补气血了。

脾胃功能不好的人平时应尽量少吃米饭，多吃面食，适当喝些汤粥。因为汤粥不需要咀嚼就能快速进入小肠，不需要胃部用力蠕动就能被吸收，减轻了肠胃的负担，促进胃酸分泌，帮助食物消化，从而达到养护肠胃的效果。

薏米红枣粥就是一款很好的脾胃滋补品，薏米能健脾清肺，利水益胃，补中有清，以祛湿浊见长；红枣可补心脾、益气血。将薏米与红枣放在一起煮，能同时起到补血、养气、祛湿的功效。

薏米红枣粥

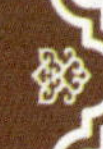

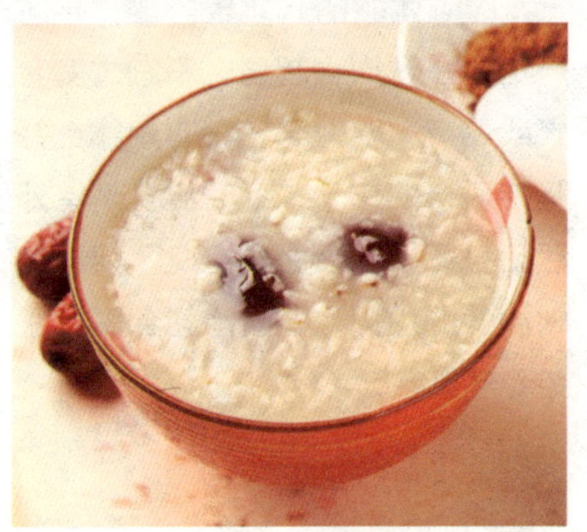

功效： 健脾养胃、益气祛湿、养血安神。

原料： 红枣10克，大米、薏米各150克。

做法： ①砂锅中注入适量清水，用大火烧热。②倒入洗净的大米、薏米、红枣，搅匀。盖上锅盖，大火烧开后转小火煮1小时至食材熟软。③关火后将煮好的薏米红枣粥盛入碗中，即可食用。

9. 补虚祛湿药膳

虚湿体质的人吃饭要细嚼慢咽，可以减轻胃肠负担；可多进食一些软烂食物促进消化，预防便秘。虚湿体质的人平时应多食用有益气健脾作用的食物，选用性平偏温的、具有补益作用的蔬果杂粮。

气是构成人体和维持人体生命活动的精微物质之一，虚湿体质的人常感到乏力，食欲也不振。因此，他们的胃口往往不是很好，饭量较少，经常腹胀，大便困难，每次一点点。

饮食注意

虚湿体质的人吃饭时要避免狼吞虎咽，细嚼慢咽才能减轻胃肠负担，促进消化，预防便秘；可多进食一些软烂食物，如杂粮粥、大米粥等；平时还可以食用一些能提高食欲的食物，但不宜食用山楂与乌梅。山楂与乌梅虽能开胃助消化，但山楂有行气、破气的作用，食用不当会加重气虚的现象；乌梅易伤肾蚀脾胃。虚湿的人往往脾胃较虚弱，经常食用山楂与乌梅有损害脾胃之弊，还会伤害体内的元气。

多吃蔬菜杂粮

在饮食上，虚湿的人应多食用有益气健脾作用的食物，如南瓜、红薯、山药等；还应选用性平偏温、具有补益作用的蔬果杂粮进行补养。果品类有青枣、葡萄干、苹果等；蔬菜类有玉米、豇豆、胡萝卜、红薯、竹荪等；谷物类有粳米、小米、燕麦等。

虚湿体质的人比较娇弱，平时一定要注意饮食起居，不宜过度劳累或熬夜，要做到三餐有规律，并坚持适合的运动。平时应多到室外活动身体，呼吸新鲜空气，促进体内浊气的排出。但应注意保暖，避免受到风寒。

茯苓胡萝卜鸡汤

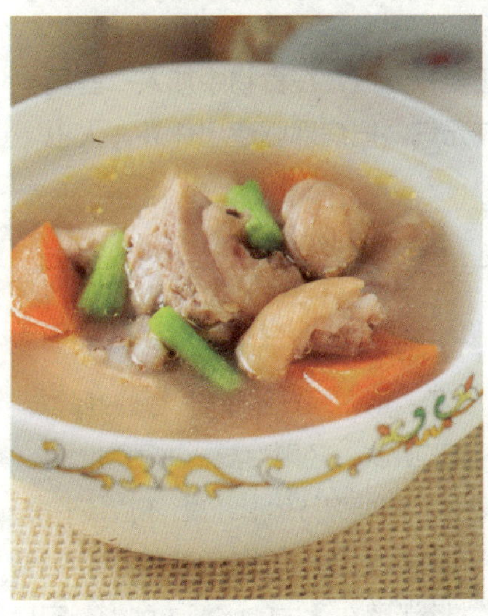

功效：补益气血、养心安神、利水渗湿。

原料：鸡肉块500克，胡萝卜100克，茯苓25克，姜片、葱段各少许。

调料：料酒16毫升，盐2克，鸡粉2克。

做法：①胡萝卜洗净，去皮，切成小块。②锅中注清水烧开，倒入鸡肉块、少许料酒，汆去血水，捞出备用。③砂锅中注入适量清水烧开，放入姜片、茯苓、鸡肉块、胡萝卜块、少许料酒，小火炖煮1小时至食材熟透；加入盐、鸡粉，拌匀调味；关火后盛出煮好的汤料，撒上葱段，装入碗中即可。

虫草党参鸽子汤

功效：大补元气，还有祛湿、益脾之功效。

原料：虫草2根，红枣20克，当归10克，枸杞8克，党参10克，薏米30克，鸽子肉180克，姜片少许。

调料：料酒16毫升，盐2克，鸡粉2克。

做法：①锅中注清水烧开，倒入鸽子肉和少许料酒，汆去血水，捞出待用。②砂锅中注入适量清水烧开，倒入鸽肉、药材、料酒、姜片，小火炖1小时，至食材熟透。③放入盐、鸡粉，搅拌片刻，使食材入味；关火后将炖煮好的汤料盛出，装入碗中即可。

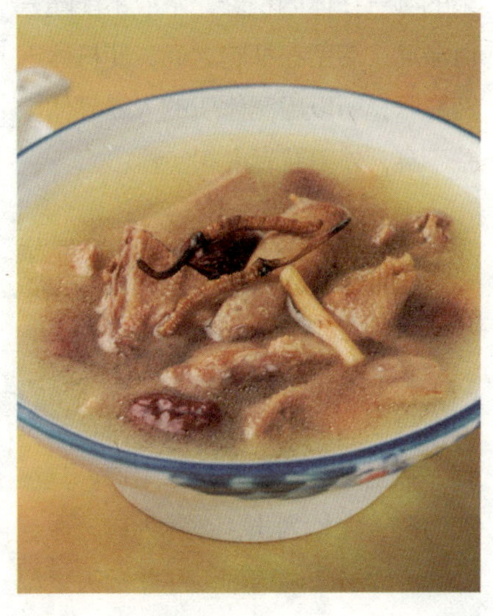

10. 元气满满药膳

虚湿体质的人不仅要祛水湿，还要补元气。在食物中加入一些具有补益作用的药材，做成药膳，补充元气，把病邪驱逐出体外，人也会变得美丽又健康。

现代人多以体形纤瘦为美，许多女孩子为了保持身材而节食，反而越减越肥，这是为什么呢?

十胖九虚

俗话说“十个胖人九个虚”。外形偏胖的人多是虚湿体质，往往脾胃虚弱，吸收和排泄能力也差，多余的湿气在体内积聚，水液不能随气血流动，滞留在细胞之间，使机体迅速膨胀，所以虚湿体质的人就算体重并不高，外表看起来却偏胖。

祛湿除水肿

《素问·阴阳应象大论》中记载："中央生湿，湿生土，土生甘，甘生脾，脾生肉，肉生肺，脾主口。其在天为湿，在地为土，在体为肉，在脏为脾。”这里说的湿，并非指天之湿气、地之润泽，而是指水湿。水湿停于肠，则为泻；停于胃，则为痰饮；停于肌肤，轻则为湿，重则为水肿。所以，想要保持体形纤瘦，不应该节食，而应食用一些祛湿性强的药材或食物，祛除滞留在体内的水湿，才能起到良好的效果。长期节食只会越减越肥。

补阳虚助健康

到了秋冬季节，虚湿体质的人一旦受凉就容易感冒，但身体强壮的人却一点事儿都没有。因为虚湿的人体内元气不足，容易受到病邪入侵。因此，虚湿的人不仅要祛水湿，还要补足元气。平时可将一些具有补益作用的药材，如黄芪、花旗参、党参、白术等加入食物中，做成药膳。只要体内的元气充足，就会像太阳驱散阴霾一样，把病邪驱逐出体外，人也会变得美丽又健康。

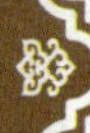

白术黄芪煮鱼

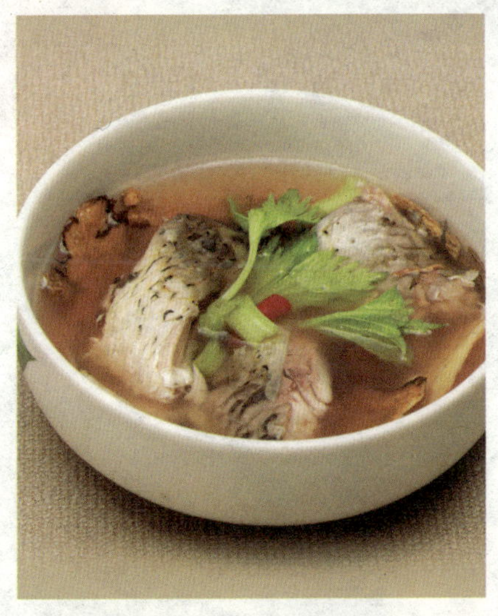

功效： 补中益气、健脾和胃、化湿利尿。

原料： 白术、黄芪各10克，防风6克，虱目鱼肚1片，芹菜段适量。

调料： 盐、味精、淀粉各适量。

做法： ①将虱目鱼肚洗净切块，放淀粉抓匀，腌渍20分钟；药材洗净，沥干，备用。②锅置火上，倒入清水，放入药材与虱目鱼肚，用大火煮沸，再转小火，至味出时，放盐、味精调味。③起锅前，加入洗净的芹菜段即可。

桑枝薏米鸡汤

功效： 补益气血、祛湿通络、生津利水。

原料： 桑枝60克，薏米10克，羌活8克，老母鸡1只。

调料： 盐适量。

做法： ①将桑枝洗净，切成小段；薏米、羌活洗净备用。②鸡宰杀，洗净，斩块备用。③将桑枝、薏米、羌活与鸡肉加水共煮至烂熟汤浓，加盐调味即可。

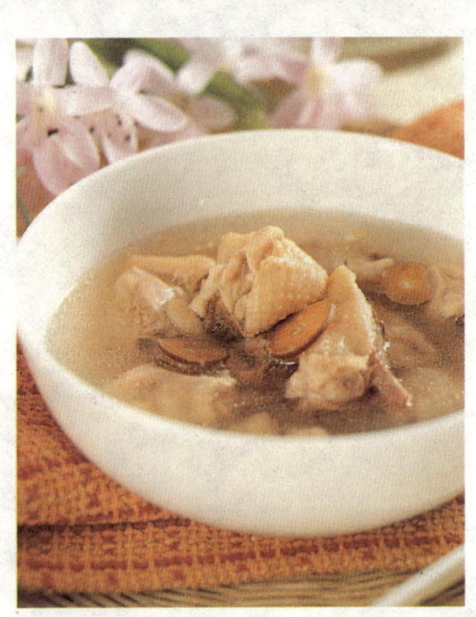

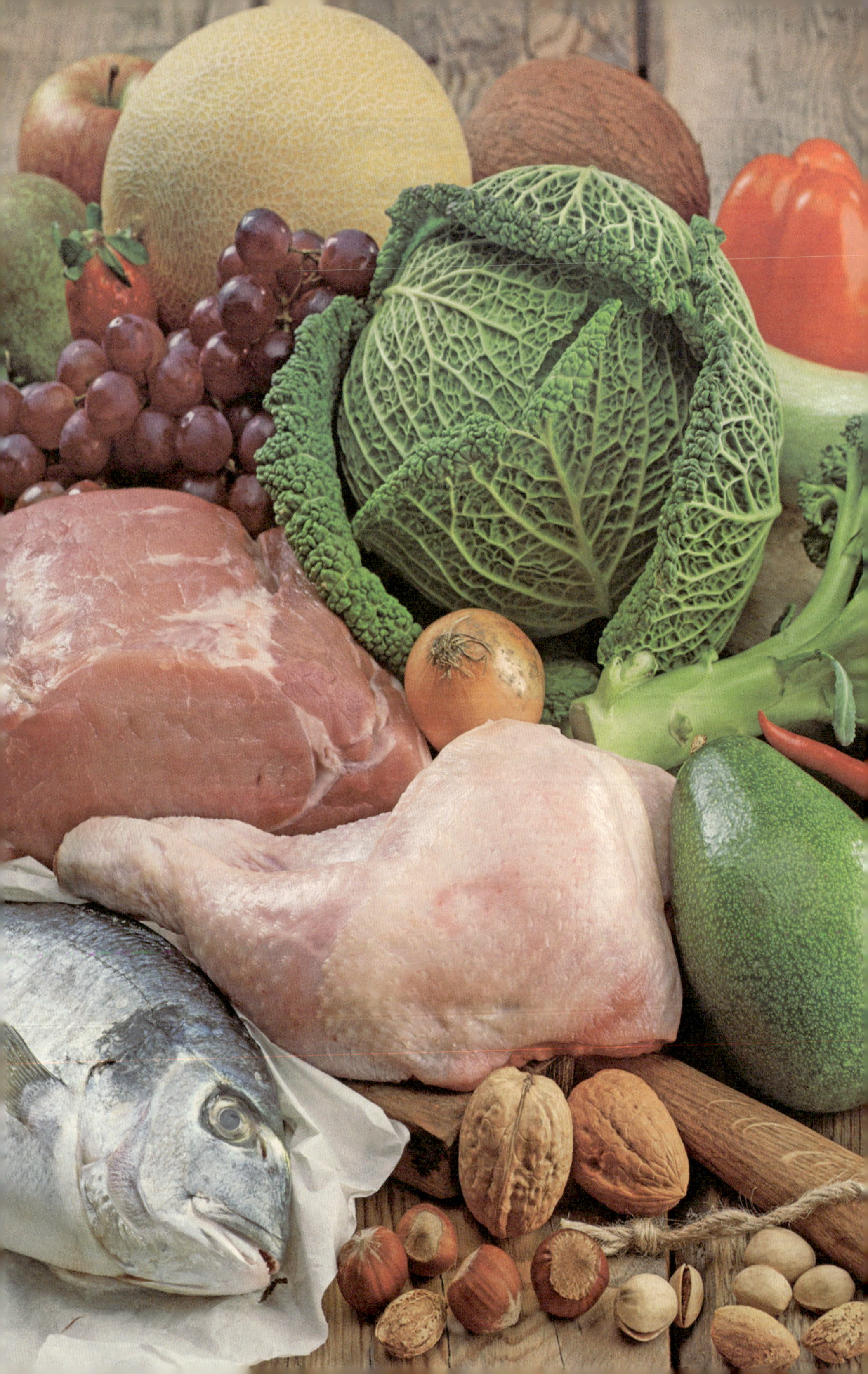

Part 06

祛痰湿

很多人有体重超标的问题。
“肥人多痰湿”，
其中的痰，
是指“湿浊”等病理性代谢产物。
这些代谢产物长期停滞于组织器官，
导致秽浊蕴结，气血停滞，
影响了人体正常生理功能的运行。
随着体内湿浊产物的增多，
人就容易患上各种慢性疾病，
严重威胁身体健康。
懂得祛除痰湿的窍门，
才能达到预防疾病、
健康长寿的目的。

1. 痰湿的症状

痰湿的“痰”并非指呼吸道的分泌物，而是指人体津液的异常积留，属于病理性的产物。这些湿浊物质危害极大，不但会造成体形肥胖、皮肤油腻、气血瘀滞，而且会损害健康，使人易患各种慢性病。

你有没有遇到过这些情况呢？早上起来就无精打采，总是犯困，一想到又要面对令人烦恼的课业或工作，就觉得浑身无力，提不起劲，做什么事都慢吞吞的；就算每天洗澡，头发与皮肤还是爱出油；明明没有吃多少东西，体重就是下不来，特别是小腹，又软又松；平时还特别爱出汗，稍微活动一下，就气喘吁吁，全身是汗，就更不愿意活动了。

看起来是不是非常眼熟？

其实这都是痰湿惹的祸。这里的“痰”并非指呼吸道的分泌物，而是指人体津液的异常积留，属于病理性的产物。经常吃甘甜肥腻或偏咸的食物、不爱运动、暴饮暴食等都会形成痰湿。

湿浊运行

正常情况下，我们吃进去的各种食物与水，都会经过胃的吸收与消化，分离成精微物质交给脾。脾负责将精微物质上输给肺，胃负责把剩下的秽浊残渣继续向下排。偏爱肥腻过咸食物、不爱运动和暴饮暴食都会令脾胃虚弱，损伤脾胃功能。脾胃运行失常，胃就无法很好地执行分离精微物质的任务，使正常的精微物质混杂于秽浊残渣之中。这样一来，湿浊就会随着气血的运行，沉积到其他部位。

痰湿的表现

湿浊物质危害极大，若随着气血到处流窜，停留在头发与面部，就会出现污垢、油腻；停留在肝脏，就会形成脂肪肝；停留在腰腹部，就会形成“啤酒肚”；停留在四肢，就会变得浮肿……所以痰湿体质的人往往体形肥胖，爱出油，而且觉得身体特别沉重，不爱动。这是因为他们体内的气机混杂着湿浊，四肢动力不足，人就变得懒散。加之血液循环也差，人自然就会变得没精神，做什么都提不起劲儿，还特别容易困倦。

化解痰湿

那么，如何来化解体内的痰湿呢？首先，戒掉不良的生活习惯，少吃肥腻偏咸的食物，饮食要有节制，吃饭只吃七分饱。选用小碗盛饭，这样更有利于对饭量的控制；偶尔吃得过饱，可以在进餐半小时后，适量进行体育运动，如散步、打太极拳等，以促进食物的消化。其次，注重保养脾胃，避免损伤脾胃之气，令脾胃虚弱。只要脾胃升清降浊的功能正常，体内的痰湿自然而然就化解了。

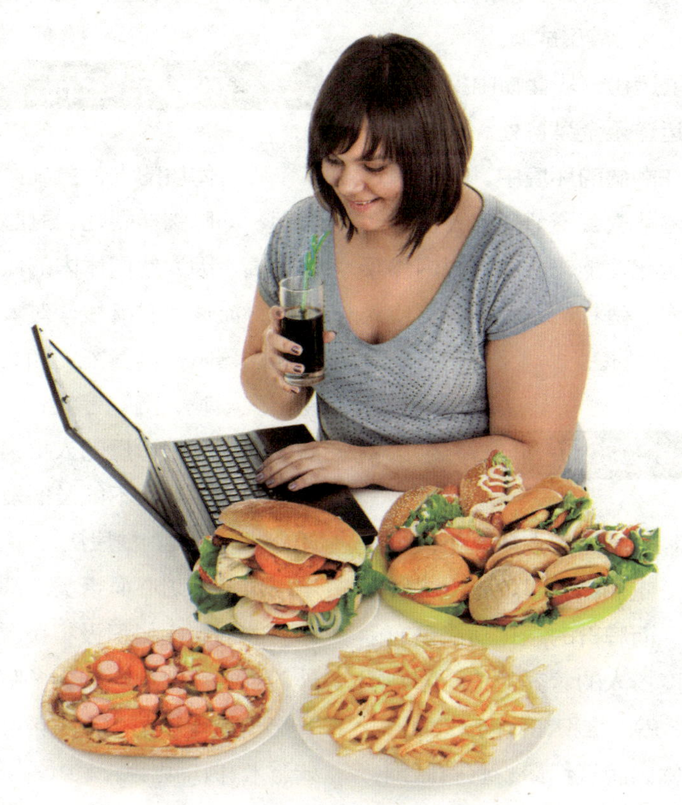

2. 痰湿易致心血管病

痰湿体质的人，患高血压、高血脂、动脉粥样硬化、冠心病的比例很高。因为他们体内的血液黏稠度高，流速相对减慢。

中医认为，痰的产生主要与肺、脾两脏有关。肺主呼吸，调节气的出入和升降。若肺失肃降，就会出现咳喘、卧不宁等症状。这时，如果肺脏受到风邪或寒邪的侵犯，肺内的津液就会凝聚成痰。

脾主运化，从食物中摄取吸收营养并运送至全身各处。人如果长期生活在潮湿的环境中，或思虑过度、劳倦及饮食不节，都会伤脾使其失去运化功能，造成水湿内停凝结成湿邪。两者结合，很容易使人变成痰湿体质。

痰湿体质

痰湿体质的人大多食量大，胃口好，爱吃油腻、甜咸等口味较重的食物。而脾胃的运化功能是有限的，过度摄入的营养无法全部利用和排泄，就会堆积在体内。

若体内脾气结滞、脘腹胀闷，就会影响脾运化升清的功能。脾胃功能的下降也会影响气血的化生，气血化生不足，就会使人面色发黄、发暗，精神状态变差，并时常感觉疲劳、困倦，影响工作和生活质量。

痰湿与“三高”

痰湿体质的人，患高血压、高血脂、动脉粥样硬化、冠心病的比例很高。因为他们体内的血液黏稠度大，流速相对减慢，对大脑和各个组织器官的濡养能力随之降低，易出现嗜睡、胸闷等症状。痰湿体质的人比其他体质的人更易发生糖耐量异常，如果不能及时发现并调理，就会发展为糖尿病。

为了预防心血管类疾病，痰湿体质的人一定要积极将痰湿排出体外，少喝酒，少吃肉，多吃蔬菜，多吃一些具有清痰祛湿作用的食物，如薏米、白扁豆等，减少体内的水湿。

3. 油腻荤腥易生痰

痰湿体质的人大多爱吃煎炸、辛辣、甘甜的食物，造成体内湿热，气机不畅，继而产生痰湿。

现代生活与工作的快节奏，使得都市白领们几乎没有空余的时间留给厨房，越来越多地依赖快餐来解决吃饭问题。在办公地点就近吃快餐，可以节省许多时间，但也为健康埋下了隐患。

快餐易生痰

餐馆制作食物时，为了刺激食客的食欲，加入了大量的人工添加剂、调味料，多用煎、炸、炒的方式来烹调。这样做出来的菜口味较重，比较油腻，很容易损害脾胃健康，引起痰湿。

痰湿体质的人大多爱吃煎炸、辛辣、甘甜的食物，会加大脾胃的负担，从而引发脾胃运化功能障碍。脾本身是运化水湿的，如果脾的运化功能受阻，体内多余的水分不能全部运化出去，就会造成体内湿热，使人体的气机不畅，继而产生痰湿。

饮酒生痰

很多人还爱喝酒。适当喝一点儿酒对身体有好处，一来可以滋补身体，暖胃祛寒，二来可以加速气血流通，疏通经脉。但痰湿体质的人不宜喝白酒，因为白酒性温，气热而质湿，易生痰积湿。痰湿体质的人喝了白酒，就像火上浇油，会加重体内的痰湿郁积，还会进一步影响消化功能，产生食欲不振、腹胀、腹痛等症状。

为了保持身体健康，祛除痰湿，痰湿体质的人平时应该少喝酒或戒酒，还应减少高脂肪膳食，以清淡饮食为宜，增加植物性膳食，多摄入水果和蔬菜。蔬菜富含维生素，无明显的寒热之偏，又易消化吸收，不易酿湿生痰，非常适合痰湿体质的人食用。

4. 预防痰湿结节

有些人面部皮肤油脂较多，腹部肥满松软，皮肤上还常出现圆形或椭圆形的小突起，有一定的硬度或浸润感，这种小突起被称为痰湿结节。

痰湿并非狭义的呼吸道分泌物，而是指体内的气血津液运化失调，或外界水湿侵袭人体，在体内异常积聚、停留的状态。痰湿再进一步发展，聚集在皮肤表面，就会形成结节。

痰湿结节的危害

一般情形下，良性结节对人体无害，不会造成癌变。但如果不改善痰湿体质，还会继续增生结节，万一破溃就会变成溃疡，即使愈合也会留下瘢痕，严重影响美观。

有句话说，你的过去决定你的将来。养生也是如此，你过去所做的一切，影响着你将来的身体健康。只有把养生真正重视起来，在形成痰湿体质之前注重保养身体，才能很好地预防痰湿入侵，避免形成痰湿结节。如果已经有了痰湿结节，就要做好祛除痰湿、软坚散结的工作，使身体恢复健康。

饮食习惯

脾是生痰之源，想要调理痰湿体质，就要先健脾。饮食上要做到口味清淡、少油少盐、荤素搭配、细嚼慢咽，不可暴饮暴食。对于痰湿体质的人，健康而规律的三餐是改善体质的重要途径，一定要吃早餐、戒夜宵。

生姜祛痰湿

痰湿体质的人平时宜多吃粗粮，少吃细粮，可多吃有健脾利湿、化痰祛痰作用的食物，如荸荠、紫菜、海蜇、枇杷、白果、大枣、扁豆、红小豆、蚕豆、薏仁、山药、鲫鱼等，也可多吃有提升阳气、促进气血循环功效的食物，如茼蒿、洋葱、白萝卜、薤白、香菜、生姜等。

痰湿体质的人特别适合吃生姜，因其暖胃祛湿的效果非常好，还可提升阳气、促进发汗。但生姜不能乱用，要挑时间吃，民间的俗语“冬吃萝卜夏吃姜，不劳医生开药方”“上床萝卜下床姜，晚吃生姜赛砒霜”，都是前人对生姜保健作用的总结。

饮食宜忌

日常饮食中，痰湿体质的人应少吃肥甘厚味及酸性、寒凉、腻滞和生涩的食物，这些食物都会损伤脾胃，加重体内痰湿。痰湿体质的人应尽量少喝白酒，但可适量喝红酒。每天喝少许红酒，有利于活气活血、改善身体的新陈代谢，还可调节血糖、血脂。过量饮酒对肝、脾、肾等脏腑都会造成巨大的损伤。

痰湿体质的人夏秋季节不可大量吃水果，会加重体内的痰湿瘀积；也不可盲目进补，因营养物质摄入过多，脾胃不能正常运化会使多余营养堆积在体内，加重痰湿症状。

运动化痰湿

痰湿体质的人多形体肥胖、身重易倦，应该长期坚持适量的体育锻炼，以促进身体代谢水湿，改善体质。但剧烈运动会对膝关节、踝关节造成损伤，所以可选择散步、快步走、游泳、打太极拳、练八段锦和五禽戏等运动，以及各种舞蹈。活动量应根据自身承受能力逐渐增加，让疏松的皮肉逐渐转变成结实、致密的肌肉，也有助于软化、消散体内结节。

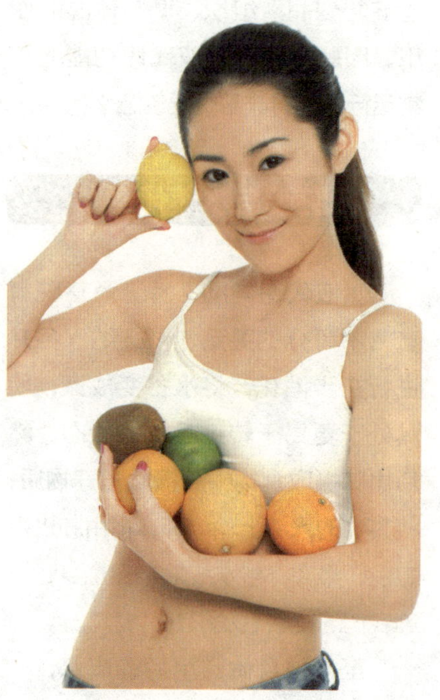

5. 祛痰湿，养肺脾肾

痰湿的生成与肺、脾、肾三脏有着密不可分的关系。肺、脾、肾运转无力，体内痰湿就会越积越多，阻碍机体代谢运转，形成各种与痰湿相关的慢性病。

中医认为，脾主要负责运化水谷精微，什么叫“水谷”呢？就是水与食物。人体内的水液占到体重的60%~70%。我们的身体离不开水，水是营养物质溶解与运输的载体，能够起到润滑组织、调节体温的作用。因此，保持水液代谢功能的正常运行，具有非常重要的意义。

脏腑与水液代谢

水液代谢与肺、脾、肾三脏有着密不可分的关系。胃接纳水谷并进行初步消化，将水谷变成糜，使其处于更易于转运吸收的状态。然后由脾摄取食物中的精微营养物质，将其中的水液上输给肺，再由肺进行宣发、肃降，将水液输布到全身，滋养我们的皮肤毛发和五官七窍。

至于被身体利用后的废水，一部分经皮肤汗孔蒸发而排出体外，另一部分则下行到肾，通过肾的气化，使清者升腾，通过三焦回流体内，浊者则变成尿液输入膀胱，从尿道排出体外。

水液的运化主要是由脾、肺、肾三脏完成的，与肝也有密切关系。因为肝是人体的“大将军”，主疏泄，负责调节全身，无论是身体哪个部位有需求，它都会发挥调节与疏泄功能，或升或降，或出或入，帮助完成水液运化工作。

清理痰湿

五脏就像一个极为精密庞大的循环系统，为了维持生命，五脏一刻不停地运转着，哪一个脏器出了问题，都会出现水液输布和排泄障碍，从而导致水液在体内停滞。同时，原本应该排出体外的废水和正常水液也会混杂在一起，形成痰湿。

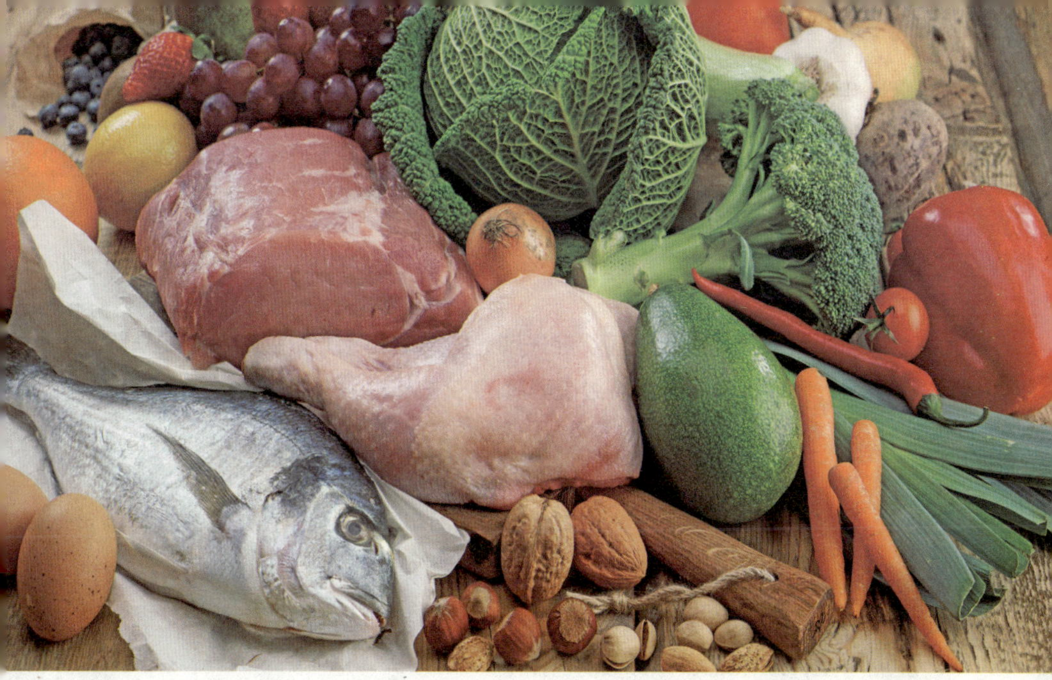

可以说，痰湿相当于人体内的垃圾，只要进食水与食物，就会不断产生垃圾。而我们的肺、脾、肾就像是一台垃圾自动清理机，不停地把垃圾排出体外。如果吃了太多肥腻之物，体内垃圾过多，脾、肺、肾就会运转不过来。越是运转无力，体内痰湿就会越积越多，更加阻碍运转，进而形成恶性循环。

养三脏化痰湿

只要吃东西，就不能保证体内没有垃圾，但是我们可以让体内的垃圾少一些，将其排出得更彻底。要怎么才能使体内垃圾减少呢?

首先，应该保养好我们的脾、肺、肾。如果脾的运化功能正常，就能更好地运化水谷精微，并将水液上输给肺；如果肺的宣发肃降功能正常，就能更好地调节体内的水液代谢功能；如果肾的化气行水功能正常，就能更好地分解水液的清浊，帮助化痰祛湿。

其次，日常饮食尽量不吃肥甘厚味及酸性、寒凉食物，这些食物都会损伤脾胃，加重体内痰湿生成。平时适量摄入膳食纤维，可以减少对过量脂肪和蛋白质的吸收，调节肠道菌群。这样才能减轻五脏的运行负担，从而更高效地将垃圾排出体外。

再次，痰湿体质的人还应该多运动，可根据自己的身体条件和承受能力，选择适合自己的运动。运动能促进气血循环，加快体内水液代谢，达到改善痰湿体质的目的。

6. 脾经刮痧除痰湿

痰湿多数是由于脾胃功能失调、脾胃运化无力引起的。想要祛除痰湿，就要多养脾，刮脾经是养脾的方法之一。

痰湿多数是由于脾胃功能失调、运化无力引起的。如果嗜好肥甘之物，脾的运化功能又不强，就会有湿热内生，水湿之邪停滞于体内，进而严重阻碍脾胃正常的升清降浊功能，产生痰湿。

脾经刮痧

要想祛除痰湿，就要多下点功夫养脾，而刮脾经是养脾的重要方法之一。

脾经全称足太阴脾经，为十二经脉六阴经之一。大家熟悉的穴位如三阴交、阴陵泉等均是该经络上的穴位。脾属土，为万物之母，主导营气、卫气，主味，主肌肉，主四肢。脾经不通畅，会引发全身乏力或肌肉疼痛、胃痛、腹胀、大便稀、心胸烦闷、心窝下急痛等各种症状。

对脾经刮痧，可以保养脾脏，使其升清降浊功能恢复正常，促进气血循环，迅速排除体内多余的水湿。

刮痧注意要点

脾经非常长，始于大趾内侧端，沿下肢内侧向上入腹，后从胃部分出支脉，通过膈肌，流注心中，接手少阴心经，有隐白、太白、公孙、三阴交、阴陵泉、血海、周荣、大包等 21 个穴位。我们可以选择刮重点穴位，使体内废物、毒素加速排出，促进消化系统平衡，增强脏腑功能，从而抵御外邪，保持机体健康。

刮脾经没有具体的时间规定，也没有饭前刮或者饭后刮的区别，只要有空，都可以刮一刮脾经。每天上午 9：00—11：00 是脾经当令之时，在这个时间段刮脾经，会收到更好的功效。女性经期不宜刮痧。

足太阴脾经穴位示意图

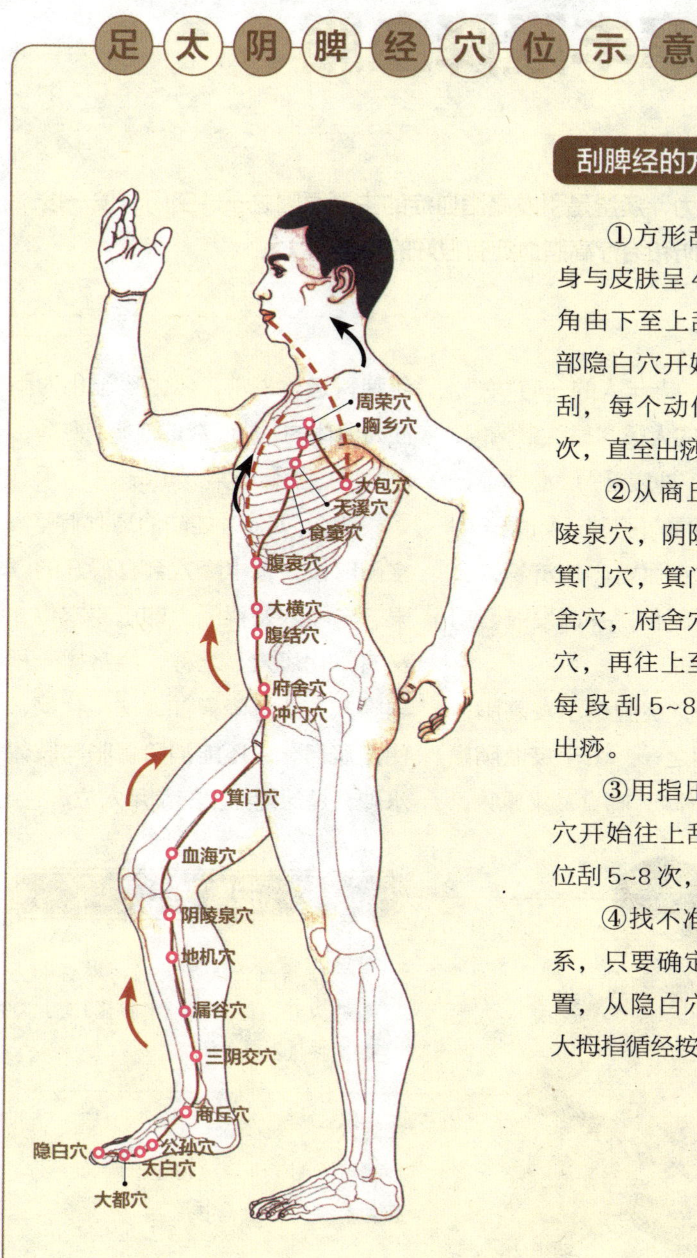

刮脾经的方法

①方形刮痧板的板身与皮肤呈45°，用一角由下至上刮拭，从脚部隐白穴开始往商丘穴刮，每个动作重复5~8次，直至出痧。

②从商丘穴刮至阴陵泉穴，阴陵泉穴刮至箕门穴，箕门穴刮至府舍穴，府舍穴刮至食窦穴，再往上至周荣穴，每段刮5~8次，直至出痧。

③用指压法从隐白穴开始往上刮，每个穴位刮5~8次，直至出痧。

④找不准穴位没关系，只要确定脾经的位置，从隐白穴开始，用大拇指循经按压也可以。

7. 按摩丰隆降血脂

中医认为，痰湿是引发高脂血症的主要原因之一。空闲时按一按丰隆穴对预防和治疗高脂血症有很好的效果。

高血脂是中老年人的一道“坎”，患上高脂血症的人很容易头晕胸闷，特别容易健忘、神疲乏力、心悸等，还常常伴随超重与肥胖。如果长期血脂高，脂质在血管内皮沉积，会引起动脉粥样硬化，并诱发冠心病和周围动脉疾病。

中医认为，痰湿是引发高脂血症的主要原因之一。由于高血脂患者多数为痰湿体质，嗜食膏粱厚味，使脾胃运化失常，体内痰湿化为脂浊滞留体内，从而造成血脂、血糖、血黏度等指标异常。

那么，如何才能防治高血脂呢？空闲时按一按丰隆穴会有很好的效果。丰隆穴是胃经上的重要穴位，又有“化痰穴”之称，经常揉一揉丰隆穴，能沉降胃浊，祛湿化痰，使湿痰自化，还能消除胃胀与肢体水肿，是保健养生的常用穴位。

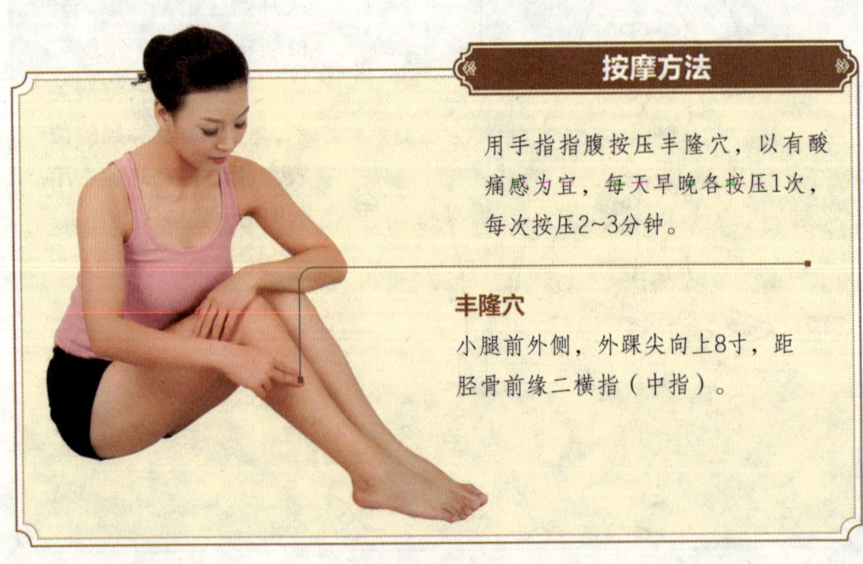

按摩方法

用手指指腹按压丰隆穴，以有酸痛感为宜，每天早晚各按压1次，每次按压2~3分钟。

丰隆穴

小腿前外侧，外踝尖向上8寸，距胫骨前缘二横指（中指）。

8. 按阴陵泉排湿气

经常按一按阴陵泉穴，能够祛除体内多余的水湿，使体内气血运行流畅。

不管什么时候，人都需要旺盛的精力和健康的体魄，才能更好地工作与学习。精力旺盛、身体健康的人，精神十足，体力充沛，行动力强，做事情高效而有条理，更容易比他人获得更大的成就。痰湿体质的人因体内气机郁滞，造成肢体动力不足，行动缓慢、困倦懒动。要怎样才能提高精力、增强体魄呢？首先要祛除体内多余的水湿，使体内的气血运行流畅。经常按摩阴陵泉穴，能够起到很好的祛湿效果。

阴陵泉穴是脾经上的合穴，具有清利湿热、益肾调经、通经活络的功效。每天空闲时多按摩阴陵泉穴，能起到很好的除湿效果。如果体内湿气较重，按阴陵泉穴时会感觉到轻微的疼痛，但坚持按揉一段时间后，会发现疼痛在逐渐减轻，说明湿气正在一点点地被排出体外。

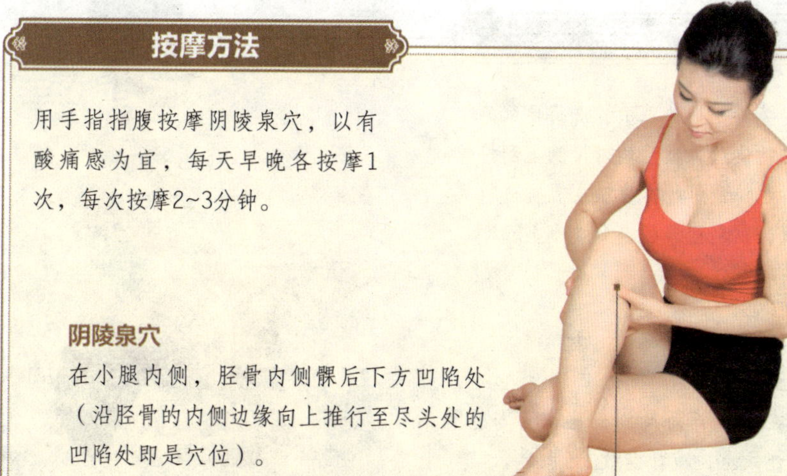

按摩方法

用手指指腹按摩阴陵泉穴，以有酸痛感为宜，每天早晚各按摩1次，每次按摩2~3分钟。

阴陵泉穴

在小腿内侧，胫骨内侧髁后下方凹陷处（沿胫骨的内侧边缘向上推行至尽头处的凹陷处即是穴位）。

9. 消除脂肪瘤刮支正

痰湿体质的人比普通人更容易长脂肪瘤，也就是痰湿结节。常刮支正穴，能祛痰化湿，由痰湿凝结而成的脂肪瘤自然也会消失。

痰湿体质的人比常人更容易长脂肪瘤，他们总会发现自己的身体上多出了一个或数个脂肪瘤，瘤体大小不等、形状不同，按一按，不痛也不痒。医生会说这是常见的软组织良性肿瘤，只有极少数会恶变，不必过于紧张。但是，身上长了脂肪瘤，会严重影响美观。

为什么脂肪瘤会找上痰湿体质的人呢？因为痰湿会使气机凝滞，易闭阻经络，一些重浊的物质就会在人体的某些部位沉积下来，形成脂肪瘤。中医将脂肪瘤称为“痰结”，认为这是痰湿所结的产物。

要如何才能消除脂肪瘤呢？可以常刮支正穴。支正穴属于手太阳小肠经，常刮此穴可以开窍醒神、舒筋活络，并能增强肠胃功能，祛痰化湿。当人体内的痰湿及时被化解，由痰湿聚结而成的脂肪瘤自然也会消失。

刮痧方法

取坐姿，先用热毛巾擦洗将要刮痧部位的皮肤，然后均匀地涂上刮痧油，手持刮痧板在皮肤上直接进行刮拭，以刮出痧痕或血点为止。

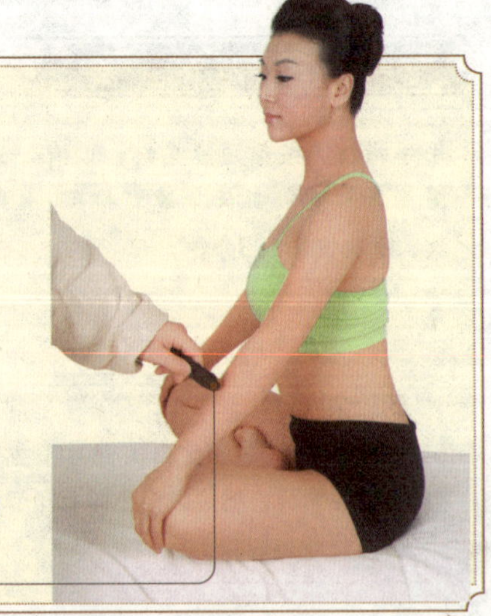

支正穴

在前臂背面尺侧，当阳谷与小海的连线上，腕背横纹上5寸。

10. 清热祛痰茶方

“茶能令人少眠，有力，悦志。”常饮茶能增进血液循环，促进新陈代谢，有效预防痰湿。

中医认为，茶能消食去腻、降火明目、宁心除烦、清暑解毒、生津止渴。经常饮用对养生大有好处。

饮茶渗利水湿

痰湿体质的人很容易患高脂血症，而饮茶能防止血液和肝脏中的烯醇和中性脂肪积累，增强血管壁的弹性，预防动脉硬化和脑出血。同时，喝茶还能清热降火，止渴生津。李时珍在《本草纲目》中记载：“茶苦而寒……茶叶最能降火，火为百病，火降则上清矣。”说明喝茶的确有降火清心之效。

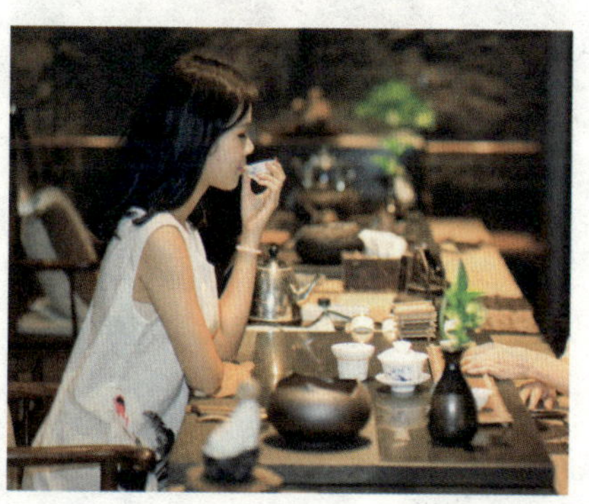

每天喝一杯茶，可以渗利水湿、通利小便，如果在茶里加入一些祛除痰湿的药材，做成药茶，对改善痰湿体质更有益处。

饮茶的讲究

需要注意的是，喝茶也是有讲究的。茶性苦寒，适当饮用能够降火，但如果饮茶不当，不但对身体无益，反而会伤身。尤其是饭前饭后不宜马上喝茶，否则会冲淡胃液，影响消化。

饮茶时以清淡为宜，不要过浓。因为太浓的茶中咖啡因含量较高，容易促进中枢神经系统兴奋，导致胃蠕动加快，胃壁细胞分泌亢进，使胃酸分泌增加，对胃黏膜刺激增强，久而久之，则会导致胃溃疡。如果患有胃溃疡之类的疾病，应节制喝茶，更不要饮浓茶。

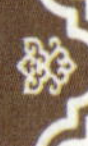

荷叶薏米茶

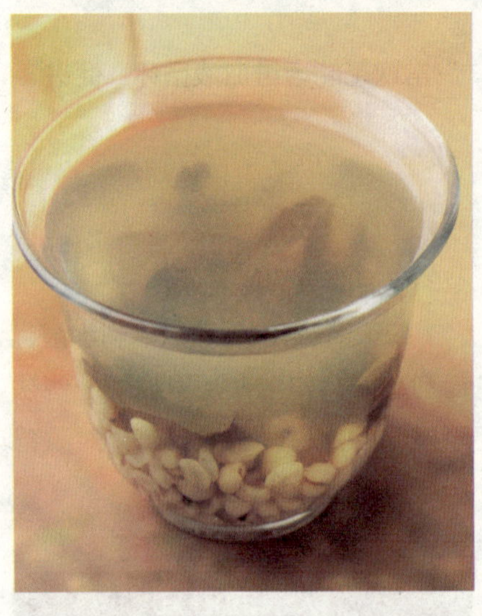

功效：健脾利湿、清心醒目，能改善痰湿体质。

原料：水发薏米80克，荷叶碎5克。

调料：蜂蜜少许。

做法：①砂锅中注清水烧开，倒入洗净的薏米、荷叶碎，大火烧开后转小火煮约30分钟，至食材熟透。②揭盖，加入适量蜂蜜，快速搅拌均匀，转中火略煮，至蜂蜜完全溶化。③关火后盛出煮好的药茶，装入茶杯中即成。

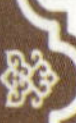

薏米山楂茶

功效：开胃消食、健脾化湿，对防治痰湿有较好的食疗作用。

原料：水发薏米40克，干山楂20克，陈皮8克，荷叶4克。

调料：蜂蜜12克。

做法：①砂锅中注水烧开，放入洗净的山楂、陈皮、荷叶、薏米，搅拌均匀，大火煮沸后转小火煮至薏米熟透，搅拌片刻。②关火后盛出，滤取茶汁，装入杯中，加入蜂蜜拌匀，趁热饮用即可。

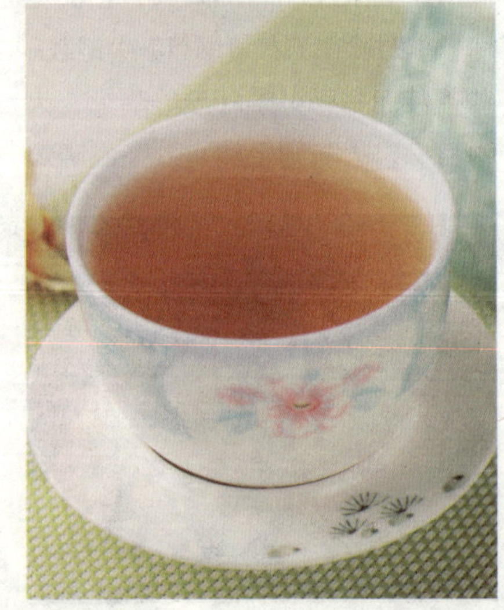

茯苓白及饮

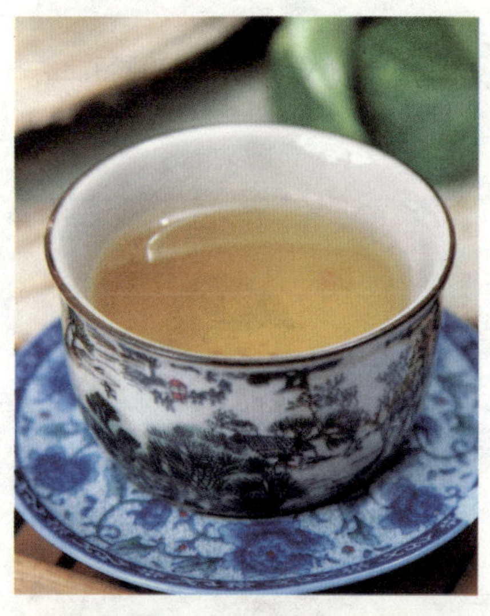

功效：利水渗湿、益脾和胃、安神止咳，适合风寒咳嗽患者饮用。

原料：茯苓、白及各5克。

做法：①砂锅中注入适量清水，用大火烧开，倒入洗净的茯苓、白及，大火煮沸后转小火煮约15分钟，至其析出有效成分。②续煮一会儿，盛出煮好的药茶。③滤取茶汁，装入茶杯中即成。

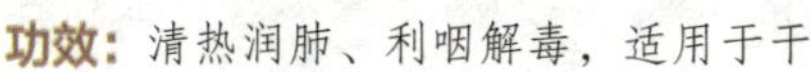

胖大海薄荷玉竹饮

功效：清热润肺、利咽解毒，适用于干咳、喉痛等症。

原料：胖大海15克，玉竹12克，薄荷8克。

调料：冰糖30克。

做法：①砂锅中注入适量清水烧开，倒入洗净的胖大海、玉竹、薄荷，搅拌均匀，烧开后转小火煮15分钟，至药材析出有效成分。②放入冰糖，搅匀，煮至冰糖溶化。③关火后盛出，装入碗中即可。

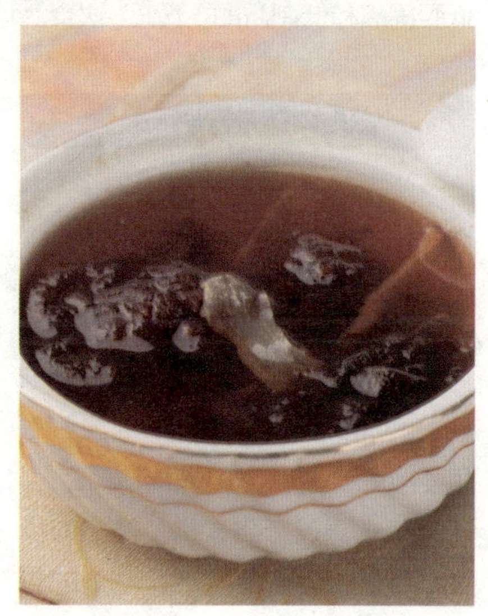

11. 痰湿体质调理药膳

痰湿的形成与饮食有很大关系，痰湿体质的人应该改变饮食习惯，以清淡为宜。

痰湿体质的人多数爱喝酒，爱吃重盐、重油、重糖的食物。这些饮食容易壅滞脾气，使脾气久郁而化热，进而形成痰湿。

因此，痰湿体质的人应该改变以往的饮食习惯，以清淡为宜。

不过饮食清淡不等于素食，完全素食会导致动物性蛋白质和脂肪欠缺，可能影响身体健康。所谓清淡饮食，是指低盐、低脂、低糖、低胆固醇和低刺激的“五低”饮食。

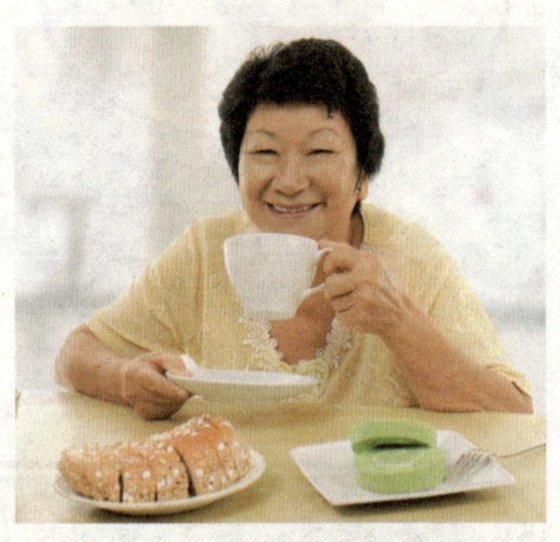

“五低”饮食

低盐即少盐。咸能走血，助长火邪，消散肾水真阴。虽然食盐是人体不可或缺的重要物质，但吃得多了，就会出现肾阳不足、阴阳失调的情况。脾是依靠肾阳的温养作用才能主运化的，如果肾阳不足，会使脾阳虚弱、运化失常；低脂即少食油脂。科学研究发现，过量的脂肪摄入是导致肥胖、高血脂、冠心病和某些癌症的元凶；低糖即少食游离糖，因为游离糖不含基本营养素，过量食用会影响人体健康；低胆固醇即少食含胆固醇高的动物食品，因为胆固醇过高会引发动脉硬化等心脑血管病；低刺激即少食辛辣食品，进食过多辛辣食物易引起胃黏膜出血、糜烂，对肠胃造成严重损害。

在遵守“五低”饮食原则的同时，还要多吃蔬菜水果，这样才能有效改善痰湿体质，维护身体健康。

白术陈皮粥

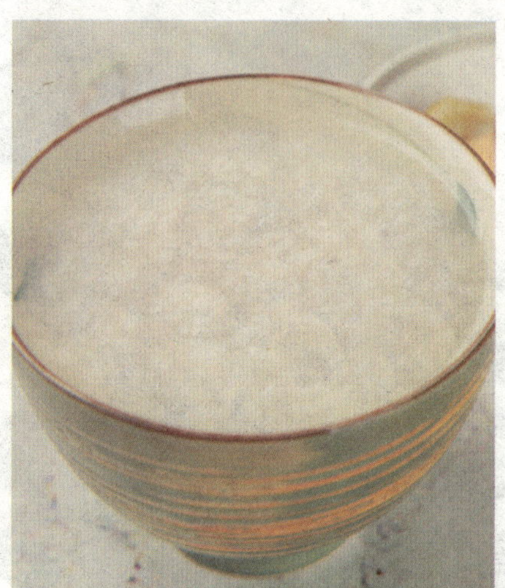

功效：健脾祛湿、补中益气，能改善痰湿体质。

原料：大米150克，白术、陈皮各适量。

做法：①砂锅注入适量清水烧开，倒入洗净的白术、陈皮、大米，拌匀。②大火烧开后转小火煮30分钟至熟。③揭盖，捞出白术、陈皮，关火后盛出煮好的粥即可。

芡实莲子薏米汤

功效：养心益肾、清热化痰、利水祛湿。

原料：芡实、薏米各100克，茯苓30克，山药50克，猪小肠500克，干品莲子100克。

调料：盐2小匙，米酒30毫升。

做法：①将猪小肠洗净，放入沸水中氽烫，捞出，剪成小段。②将其他材料洗净，与备好的小肠一起放入锅中，加水至盖过所有材料。③大火煮沸后转小火炖煮约30分钟，快熟时加入盐调味，淋上米酒即可。

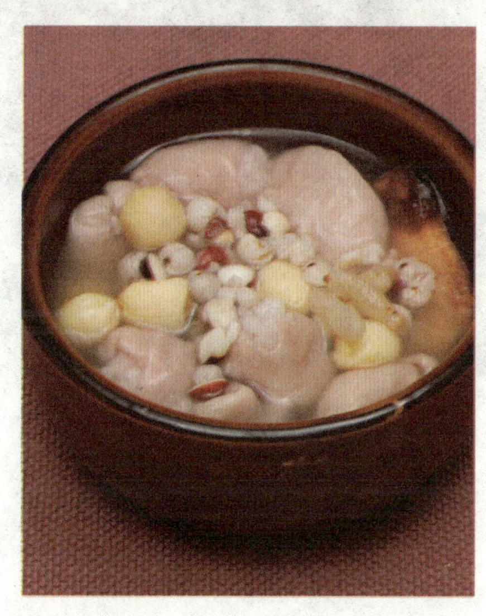

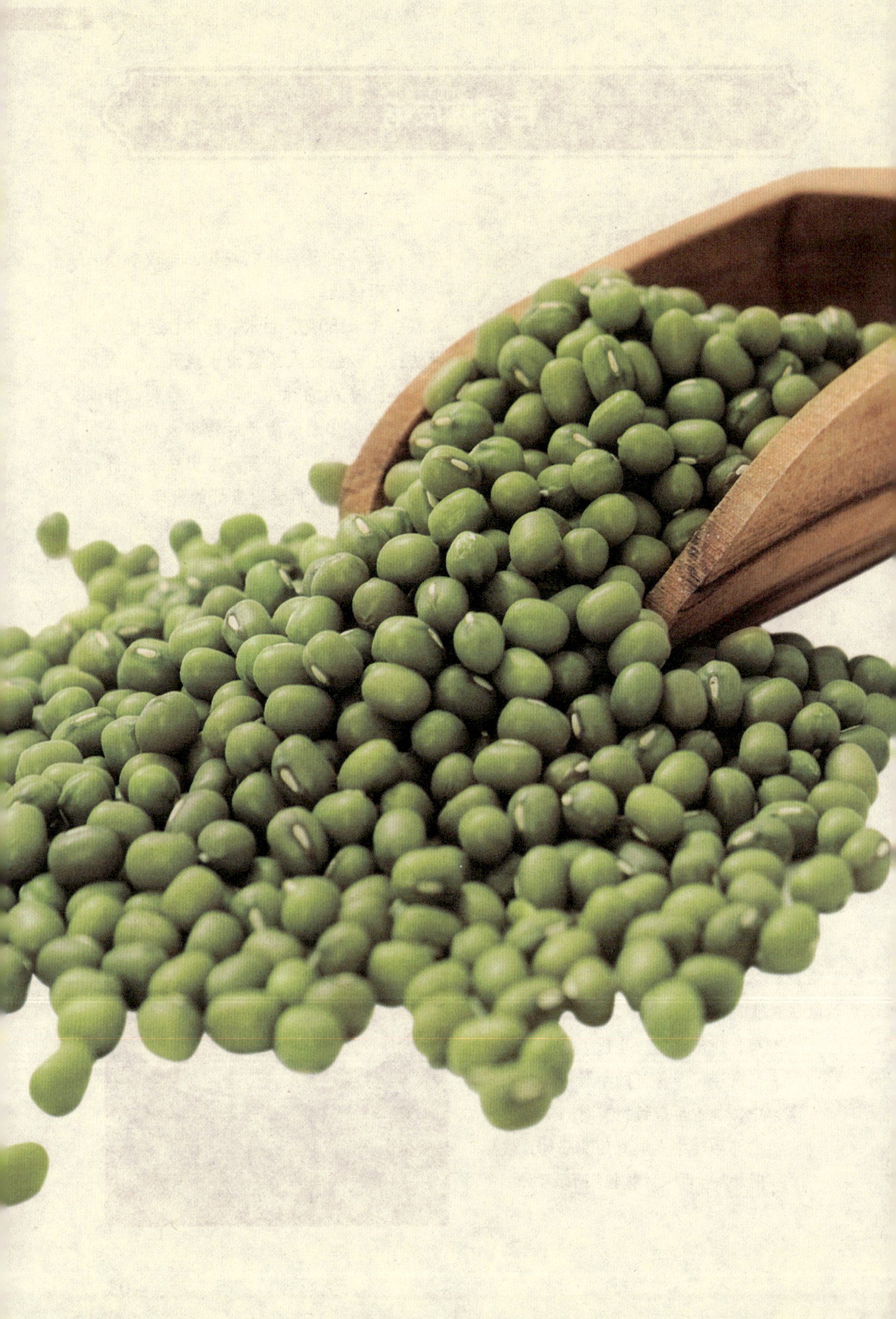

Part 07

祛湿毒

湿性黏腻，
一旦侵入人体，
就很难除去，
还会蕴结于体内形成湿毒。
影响组织器官功能，
进而引发多种相关疾病。
只有及时排出体内的有害物质，
祛除湿毒，
保持体内的清洁，
才能有效预防疾病，
保持身体健康，
留住青春靓丽的容颜。

1. 湿毒的症状

我们已经充分认识到湿热的危害，不过湿热还有更厉害的一面。湿热在体内长久停滞，会发生质变，从湿热变成湿毒。

在天气炎热时，很多人穿得少，吃得凉，吹得冷，久而久之，就会伤及体内阳气，诱发脾肾虚弱，令运化功能失调，导致湿热蓄积于体内。

湿热和湿毒

湿热的最根本性质就是黏滞和浊湿，具有滞留性，不像一般的热容易散开。

如果把食物放在一个密不透气的容器里，时间长了，食物就会变质，从而产生各种毒素，人吃下去就会中毒。湿热也是一样，在体内停滞的时间一长，也会发生质变，从湿热变成湿毒。

湿毒比湿热更加“激进”，还会腐蚀气血，使人体出现长痘、口舌生疮、内分泌紊乱、大小便带血等症状。这些都是湿毒的表现。

湿毒多数是由于湿热滞留产生的，而且比湿热更加严重，并表现出一系列“毒”的性质，如在皮肤上产生密集的丘疹或小水疱，还会出现红肿、灼热、痒痛等症状。

湿毒的危害

外来的毒素，如大气污染、化学药品、食物中的防腐剂等，也会滞留在体内，与体内的湿邪“勾结”，干扰人体正常的生理活动，形成湿毒下注，瘀于肌肤，下半身就会出现青色或紫黑色的疮痈。

因此，对付湿毒要清热祛湿，食用一些能排出体内有害物质的食物，如木耳、猪血、绿豆、蜂蜜等；之后还要配合一些能行血活血、疏通气机的药膳，使体内的气血活动起来，促进人体的新陈代谢，把残余的毒素排泄出去，从而恢复机体的正常功能。

2. 湿气郁积成毒

体内郁积湿热邪气，会导致气血瘀滞，无法滋养脏腑，时间久了，就会在体内郁结成毒，发展成湿毒。

《红楼梦》里有一句话“女人是水做的”。做一个水样的女人，皮肤应该清洁干净，头发柔顺光洁，眼睛明亮清澈，身体没有异味……

湿气郁积

美丽的外表需要健康的内在来支持，只有体内的五脏六腑得到充分的滋养，血液流通顺畅，容颜才会美丽似水。

如果体内郁积湿热邪气，就会导致气血瘀滞，令脏腑经络运行受阻。而一旦经络瘀阻不畅，气血瘀滞不行，就无法及时滋养脏腑。且湿热邪气具有黏滞、浊湿的性质，时间长了，就会在体内郁结成毒，发展成湿毒。

排湿毒促健康

如果体内有湿毒，就很难保持外在的美丽：脸上开始长痘痘，头发变得又油又腻，眼睛浑浊不清，后背长出湿疹，就连身体也会悄悄地散发出异味……因此，要想做个水一样的女人，保持外在的美丽与身体的健康，就要积极祛除体内的湿毒。平时应早睡早起，多做户外活动，使身体多出些汗，调动气血运行，促使体内湿气随汗液排出。

排便通畅是排毒的重要途径，平时可以多吃一些粗粮，特别是燕麦。燕麦属于高纤维食物，是肠道的清道夫，能刺激肠壁蠕动，促使毒素排出，减少毒素对身体的侵害，对身体大有益处。想要成为水一样的女人，就要彻底排出体内的湿毒之气，才能从内到外都保持清透洁净。

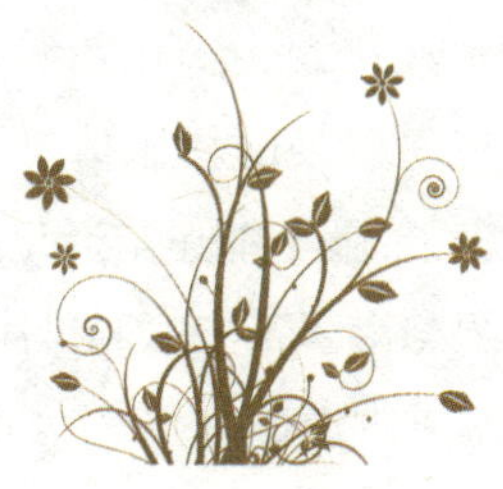

3. 不良习惯致湿毒

不良生活习惯会令体内湿邪郁积，毒素沉淀，形成湿毒，为身体健康埋下隐患。

夏季不但炎热，而且雨量较多，空气中的湿度很大，人长期生活在潮湿的环境中，很容易受湿气侵蚀。湿为阴邪，易伤人体阳气，从而影响人体的生长发育和生命活动。

除此之外，生活中的一些不良习惯也会令体内湿邪郁积，还会在体内积攒下大量毒素与废物，形成湿毒，为身体健康埋下隐患。那么，有哪些不良生活习惯会导致湿毒缠身呢？

嗜食生冷

夏季气温高，很多人为了解暑，经常吃一些生冷食物，这样很容易损伤脾胃，造成脾阳虚。中医认为“五脏六腑皆禀气于胃”，如果脾胃健康，则体内水液代谢、运化功能正常，多余湿气可以及时排出体外。脾胃一旦生病了，就不能正常运化津液，多余水湿与毒素不能顺利排出体外，易造成湿毒内蕴。

喝酒吸烟

少量饮酒对健康是有好处的，可以起到活血化瘀、通经、升发阳气的作用，酒精也可以被肝脏分解和排泄。但如果大量饮酒（每天饮用量大于 80 毫升），就超过了肝脏的解毒能力，很容易造成酒精中毒，甚至引发酒精性肝病。

俗话说，烟酒不分家。除了喝酒之外，很多人还喜欢吸烟，酒喝多了，就来一根烟，享受吞云吐雾的乐趣。但香烟的烟雾中含有尼古丁、氢氰酸等多种有害成分，长期吸入会损害气管和肺泡的上皮细胞，影响肺部健康。经常喝酒抽烟，还会造成肝脏、肺脏积存大量毒素。时间一久，与体内湿邪互相呼应，就会形成湿毒。

懒得动弹

到了夏季，很多人受暑热影响，

变得不爱外出，也懒得运动，整天待在家里。要知道，长期不活动，很容易导致湿气瘀积，还会引起便秘。人体最大的排毒器官是肠，是人体内绝大部分毒素及代谢废弃物的大本营，并担负着人体大部分的排毒任务。便秘会使毒素堆积在肠内，令肠成为藏污纳垢的大本营，并使身体产生湿毒。

常吹空调

夏季天气炎热，身体的气血与经络畅通，新陈代谢加快，正适合体内的毒素与湿邪随着汗液排出体外。但现代人长期生活在有空调的环境里，导致汗液挥发不出来，等于强行关闭了身体的大门，使湿邪与毒素瘀积在体内，久而久之，就会演变成湿毒。

不注意保暖

夏季天气炎热，不少人贪图凉快，穿露背装、露脐装，夜里睡觉也不盖被子，把腹部暴露在空气中。腹部是人体非常重要的部位，是丹田的所在，是人体收藏元气的地方，一旦受凉，体内元气就会不足，身体失去屏障，外来的湿气与毒素就会趁机侵犯人体，造成湿毒内滞。

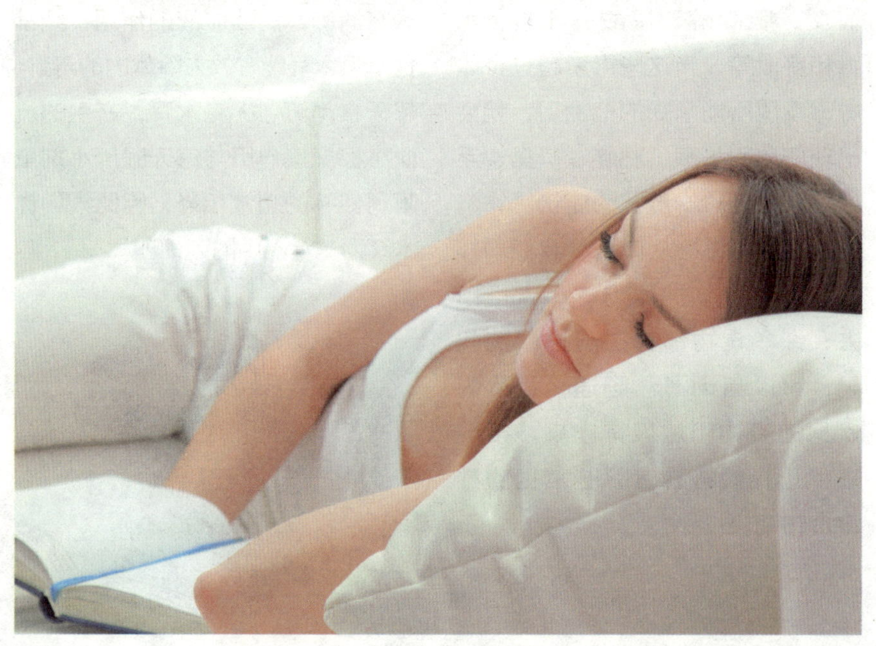

4. 祛除湿毒的食物

人们每天都要进食，食物经过消化代谢后的残渣会残留在体内。既然“毒”从口入，我们也可以通过食物来排毒。许多食物可以自动清洁肠道，有很好的祛湿排毒效果。

人只要和外界接触，就会有毒素产生。简单地说，毒素泛指对人体有不良影响的物质。我们每天都要吃饭，食物经过消化代谢后的残渣会残留在体内，如果没有及时排出，久而久之就会积累在体内，影响健康，比如自由基、宿便、胆固醇、尿酸、乳酸、水毒和瘀血等。当这些毒素超过身体排毒系统所能承受的范围后，就会出现便秘、失眠、肥胖、口臭、乏力等一系列“中毒”的症状。

既然“毒”从口入，我们同样可以通过食物把体内的毒素排出去。许多食物都有祛湿排毒的效果，可以自动清洁肠道，将体内累积的废物和垃圾排出来。接下来就让我们看看有哪些常见的排毒食物吧。

黑木耳

《本草纲目》中记载，木耳性平味甘，有补气益智、润肺补脑之功效。而现代医学研究表明，木耳中包含的植物胶质有很强的吸附力，具有清肺、清洁血液的作用，经常食用黑木耳能有效去除体内的毒素。每天食用 5~10 克木耳，产生的抗血小板聚集作用与每天服用小剂量阿司匹林的功效相当，因此人们称木耳为“食品中的阿司匹林”。

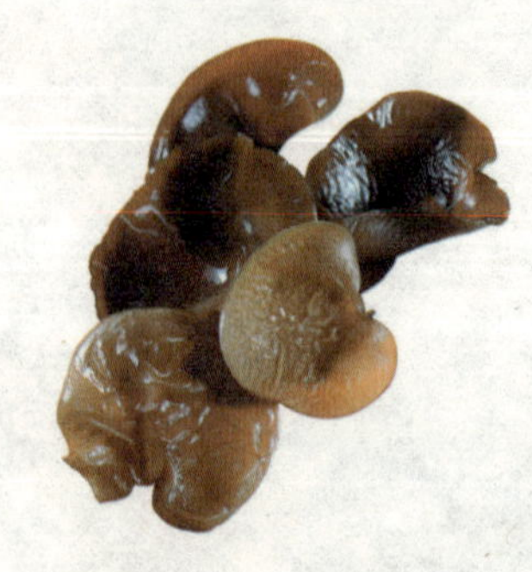

绿豆

绿豆中含蛋白质、膳食纤维、碳水化合物、B族维生素、多种矿物质及抗氧化成分。中医认为绿豆可解百毒，能帮助体内毒素的排泄，促进机体的正常代谢。夏季食用绿豆汤，有清热利湿、凉血滋润之效。

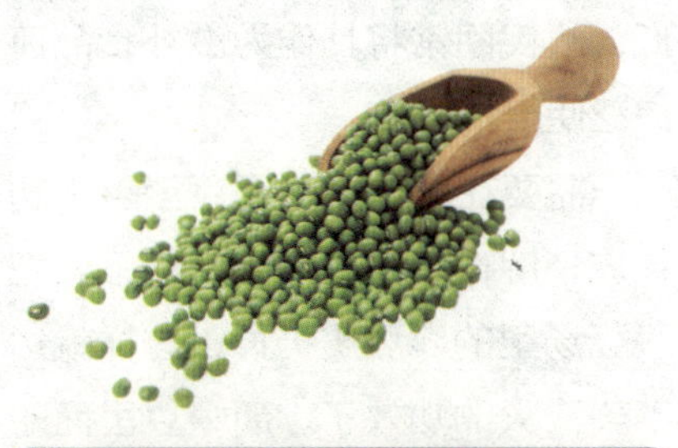

猪血

猪血中的蛋白质经胃酸分解，会产生一种具有润肠作用的物质，能促进体内废物快速排出，并有调整肠道功能的效果。常食猪血能软化粪便，调节便秘，并将肠内的大部分毒素带出体外。

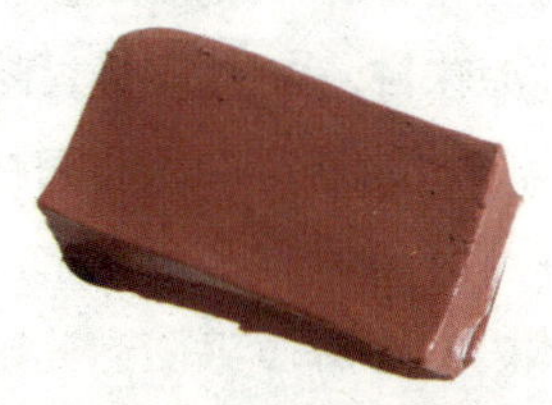

海带

海带含有一种叫褐藻胶的物质，能在肠道中形成凝胶状物质，阻止人体吸收铅、镉等重金属，能预防便秘，帮助排除毒素。海带具有清热利湿、降脂抗癌的功效，与黑木耳等菌菇类同吃，可减少肠道对胆固醇的吸收，促进新陈代谢，提高免疫力。

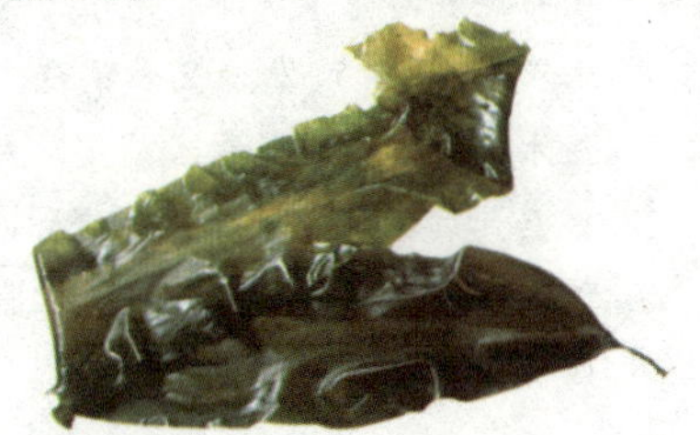

蜂蜜

每天早晚各喝一杯用温开水冲调的蜂蜜水，是最常用的排毒法。蜂蜜水能促进肠蠕动，预防便秘，帮助清除体内毒素。如果因湿毒导致口腔溃疡，也可以将蜂蜜直接涂抹在患处，停留几分钟后再用白开水漱口咽下，一天两三次，效果很好。

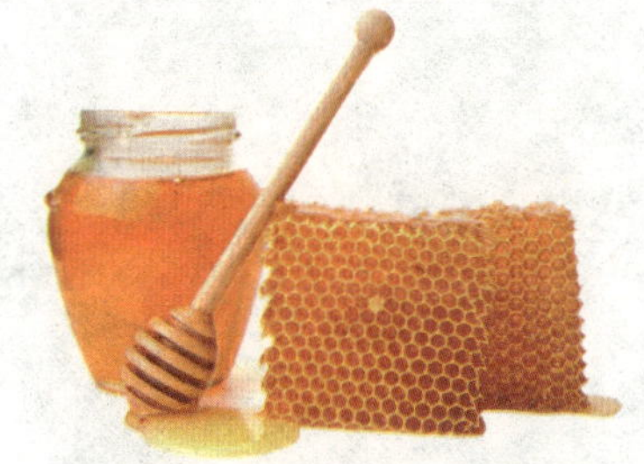

5. 绿豆薏米粥祛湿毒见效快

夏日炎炎，一碗绿豆汤既解暑又美味。如果在绿豆中加上一些薏米，熬制成粥，就成了消暑解渴、祛除湿毒的绿豆薏米粥。

绿豆是消暑佳品，夏季人们喜欢用绿豆煮水或熬粥。中医认为，绿豆性凉味甘，入心、胃经，能清热，补益元气，消暑解毒。夏天在高温环境中工作的人出汗多，水液损失大，体内的电解质平衡遭到破坏，用绿豆汤来补充是最理想的方法，还可以降低血压和胆固醇、防止动脉粥样硬化。薏米营养丰富，有健脾利湿、清热排脓、补益气血的功效，其重金属含量及有毒物质残留量极低，故民间常将其作为滋补食品而广泛使用。

需要注意的是，绿豆消暑之功在皮，解毒之功在内，所以不要把绿豆汤里的绿豆皮扔掉，这样就达不到清火的功效了。而绿豆里面的豆仁，因其具有利尿下气的功效，食物或药物中毒后喝，能起到排出体内毒素的作用。

绿豆薏米粥

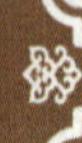

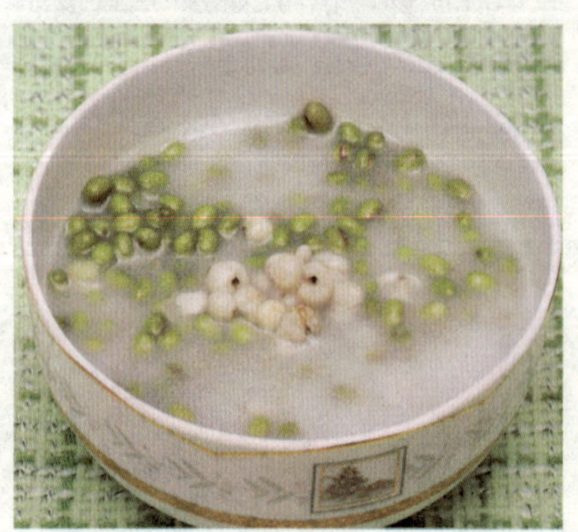

功效：健脾益胃、清热渗湿、抗癌排毒。

原料：绿豆、薏米各10克，低脂奶粉25克。

调料：盐适量。

做法：①将绿豆与薏米洗净、泡水，大约2小时即可泡发。②砂锅洗净注水，加入绿豆与薏米蒸煮，大火煮开后转小火，将绿豆煮至熟透，汤汁呈黏稠状。③加入低脂奶粉搅拌均匀，加盐调味即成。

6. 艾灸天枢防便秘

便秘算不上大病，危害却不容小觑，是许多高危疾病致病的一个潜在因素。

只有排便通畅，代谢管道通畅，体内的废物和毒素得到及时的清除，才能保证人体新陈代谢的正常进行，毒邪才能无处藏匿。倘若排便不顺，粪便长期蓄积在体内，体内毒素就无法顺利排出，从而影响身体健康。

天枢穴是胃经上的要穴，同时也是大肠经的募穴，是阳明脉气所发之处。天枢穴具有健脾和胃、通调肠腑的功效。因其与脏腑是“近邻”，所以内外的病邪侵犯，天枢穴都会出现异常反应，起着脏腑疾病“信号灯”的作用。

经常艾灸天枢穴，能促进肠道的良性蠕动，增强胃动力，消除肠胃的浊气，预防便秘，顺利排出体内的废物和毒素。

艾灸方法

①取站位，拇指点压天枢穴3分钟左右。②将艾条的一端点燃，在距离天枢穴一定距离处悬停，不间断地进行熏灼。每天艾灸1次，每次10~20分钟。10次为一疗程，坚持二三个疗程即可。

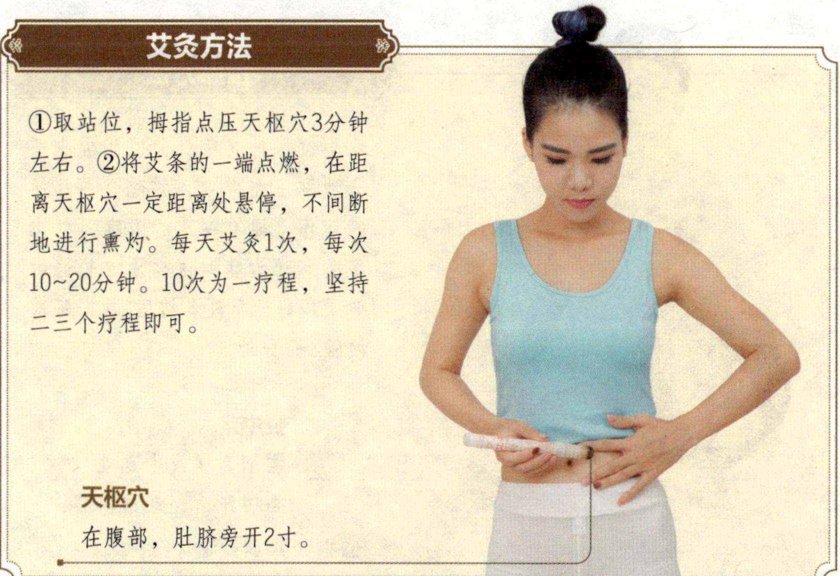

天枢穴

在腹部，肚脐旁开2寸。

7. 按摩委中排毒祛湿

足太阳膀胱经是人体最大的一条排毒通道。刺激膀胱经上的要穴委中穴，可以促进全身的血液循环和新陈代谢，把体内的代谢废物和毒素及时排出体外。

膀胱经的走向是从头至足，其中直行经脉夹行脊柱两侧，直达腰部，沿膂内深入内腔联络肾脏入属膀胱，复从腰部分出，夹脊柱穿过臀部直下膝窝之腘窝中。另一支经过肩胛夹脊柱下行过髀枢部，沿大腿外侧后缘下行，与前支会合于委中穴。

委中穴位于两条支脉的相合处，膀胱经的湿热水气在此聚集，是膀胱经的重要穴位，也是人体排毒通道上的排污口。按摩委中穴，可以使膀胱经运行畅通，促使体内湿毒排出，还具有疏调经气、行气活血、散瘀祛毒的作用。如果平时感到腰酸背痛，按一按委中穴，能很好地缓解腰背疼。

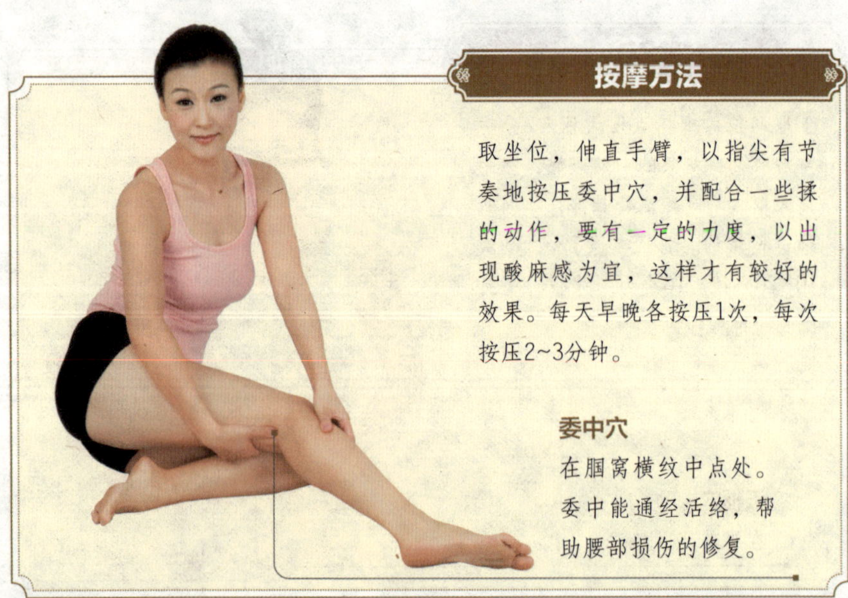

8. 练瑜伽排湿毒

瑜伽是融运动与意念于一体的身心修炼方法，不仅能减肥瘦身，还能全方位地疏通淋巴，排毒美肤，修身养性，打造优雅的气质。

现代人由于工作压力大、生活和饮食不规律，使得体内的毒素大量积聚，导致排毒不畅，引发各种健康问题。瑜伽源于古印度，是融运动与意念于一体的身心修炼方法，不仅能增强人体免疫力，舒缓不良情绪，让你健康地修身瘦体，还能全方位地帮助你疏通淋巴，排毒美肤，更重要的是能帮助你修身养性，陶冶情操。

练习瑜伽的好处

闲暇之余做一做瑜伽，配合深呼吸，能增加体内氧气的摄入，有利于净化血液，加速血液循环，加快体内毒素排出。通过按摩内脏，能使肝脏的郁气得以疏泄，有效消除色斑；还能增强肾脏功能，改善面色晦暗。瑜伽中向外伸展的动作能增强心肺功能，使人气血两旺，面色红润；锻炼腹部的动作能加强新陈代谢，消除便秘，清理肠胃，让你无毒一身轻。总之，练习瑜伽能做到全方位的排毒。

准备工作

在练习瑜伽之前，最好准备一套柔软、舒适、透气、全棉的衣服；买一个瑜伽垫或瑜伽球，瑜伽垫可以防止滑倒，瑜伽球可以帮助你调整身姿，充分活动脊椎；尽量选择通风、透气、光线适合的场地练习瑜伽，清晨或傍晚前几个小时练习效果就不错。需注意的是，最好空腹时练习，练习前洗个澡；结束后，做一做全身按摩。最重要的一点是，每个动作要量力而行，听从身体的感受，不要勉强。

现在，你是否有点迫不及待了呢？如果你准备好了的话，就一起来学几套简单的瑜伽动作吧！

眼镜蛇式后仰

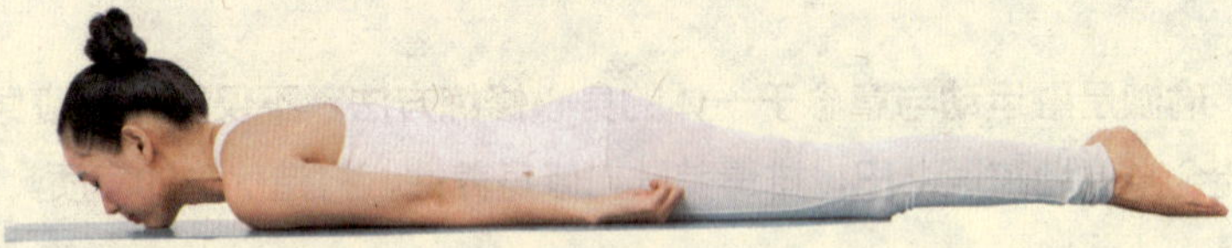

第一步

俯卧，下颌点地，双臂自然贴于身体两侧，双脚并拢。

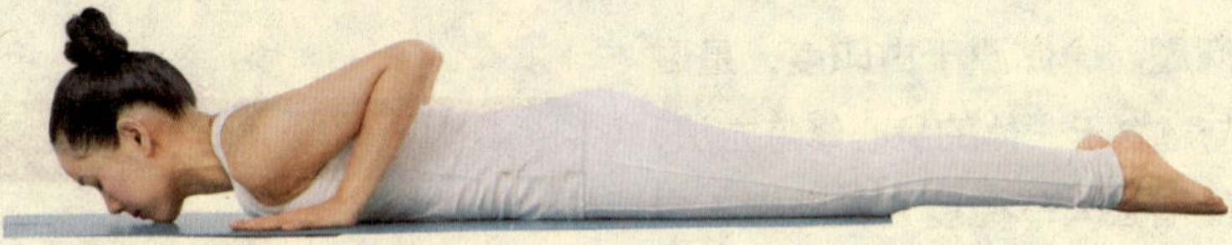

第二步

屈肘，双手放在胸部两侧的地上，指尖向前。

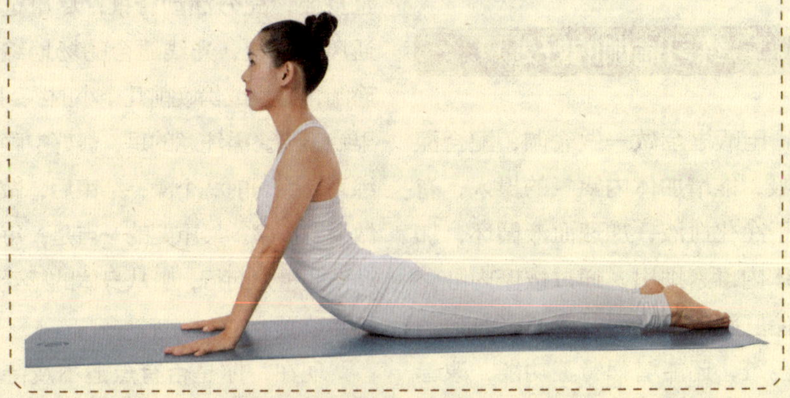

第三步

吸气，慢慢直起双臂，撑起上半身。

双角式

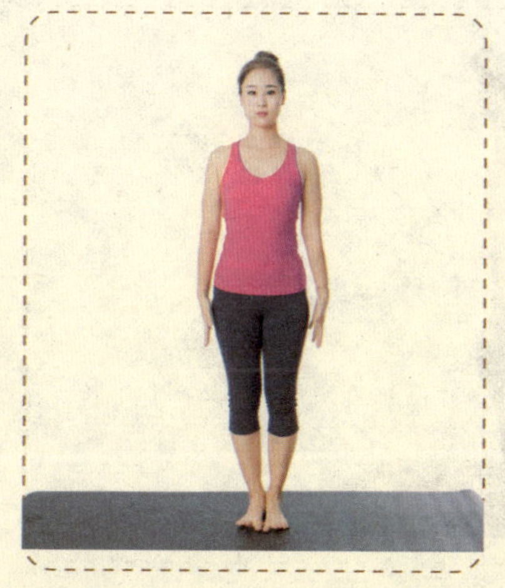

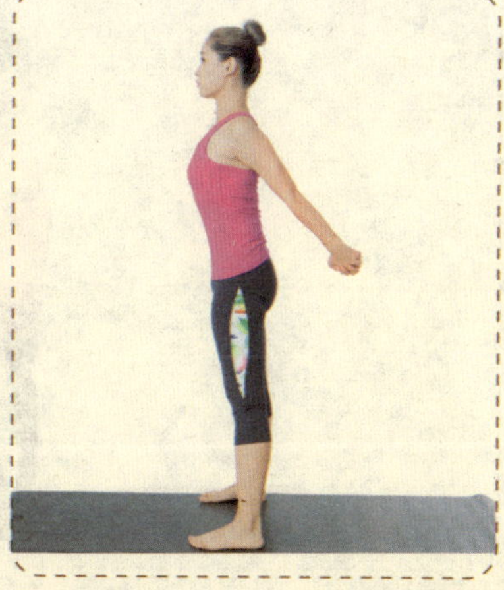

第一步

基本站姿，双腿伸直并拢，双臂自然垂于体侧。

第二步

双腿左右分开约两肩宽的距离，双手于背后交叉握拳，吸气。

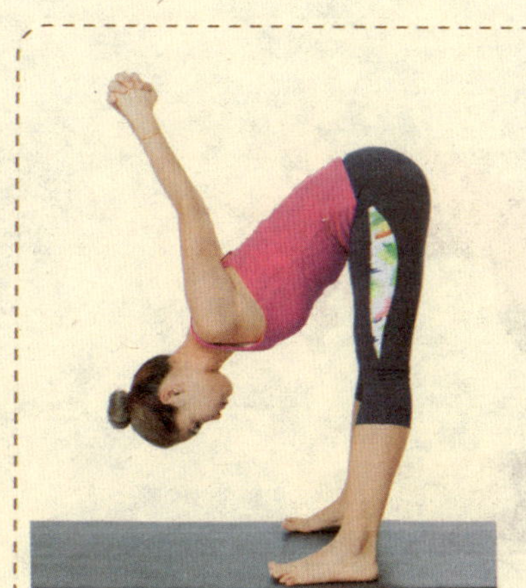

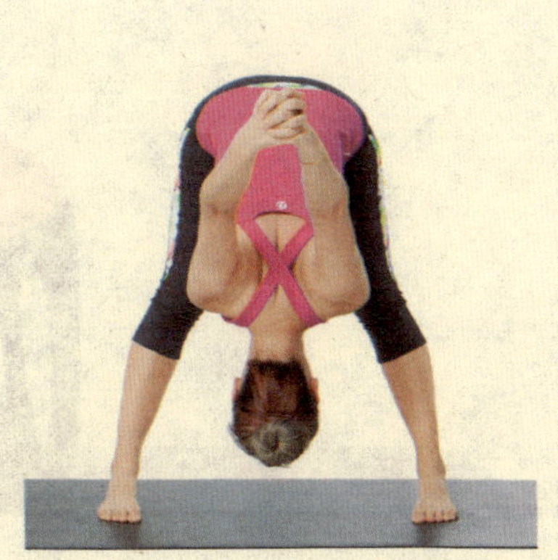

第三步

呼气，身体向前倾，头向下垂，面朝小腿。尽量把双臂向前伸展，保持 4~6 秒。

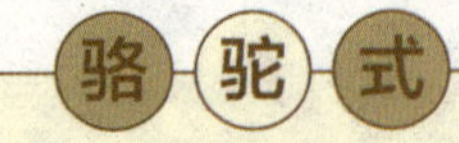

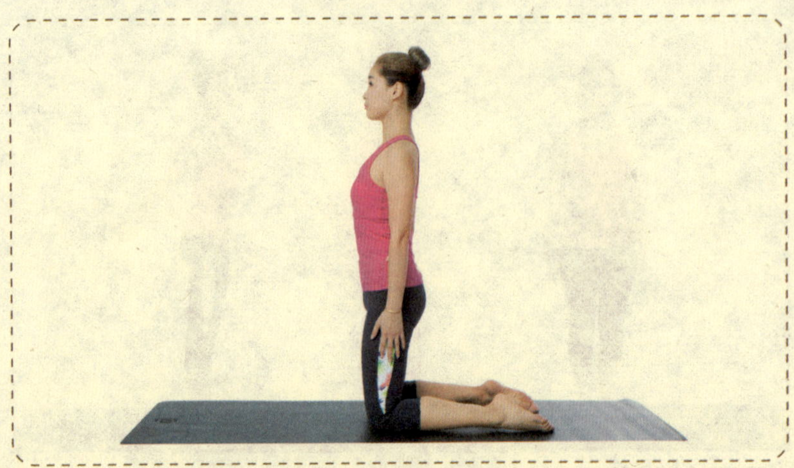

第一步

跪立，腰背挺直，双臂自然垂于体侧，目视前方。

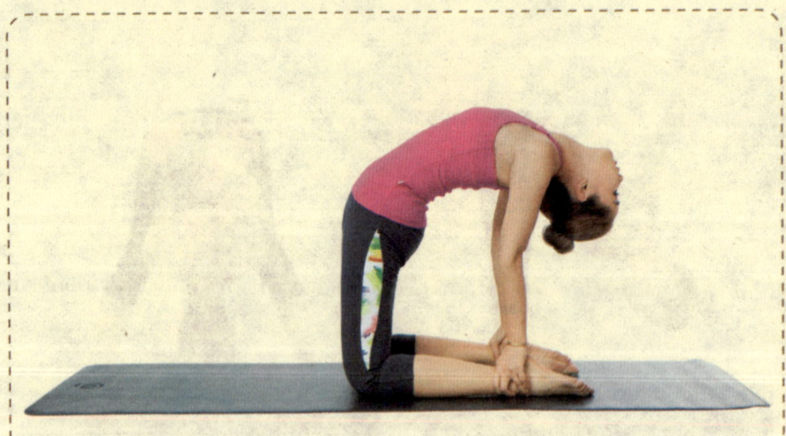

第二步

头向后仰，髋部前送，脊椎尽量向后弯曲，双手扶握脚后跟。保持该姿势 4~6 秒。

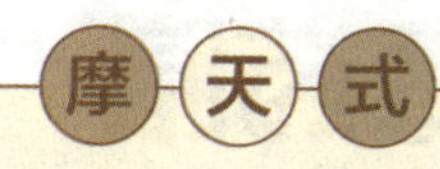

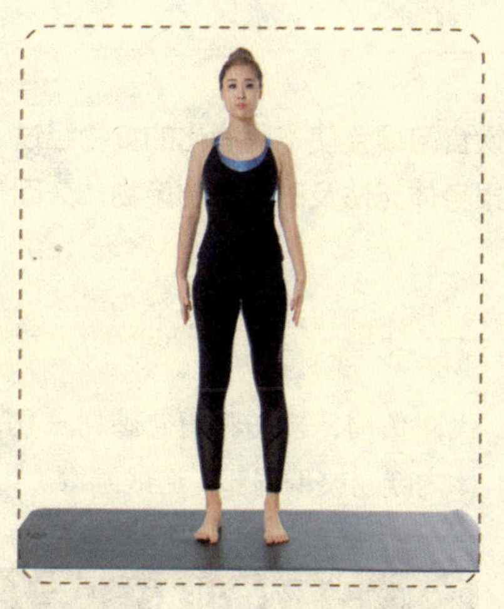

第一步

站姿，腰背挺直，双腿打开，与肩同宽。

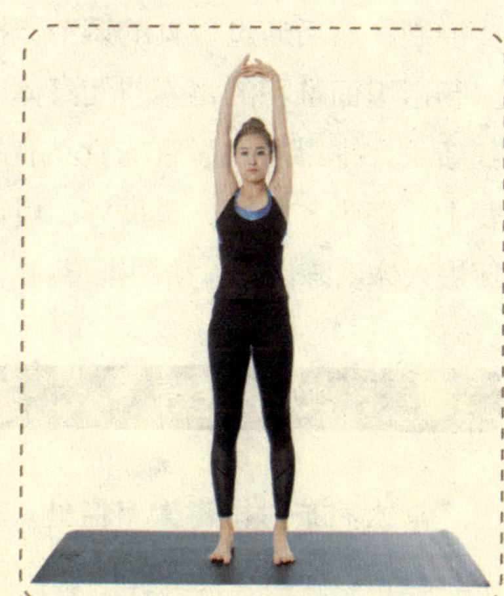

第二步

双手十指交叉，双臂竖直上举，掌心翻转朝上。

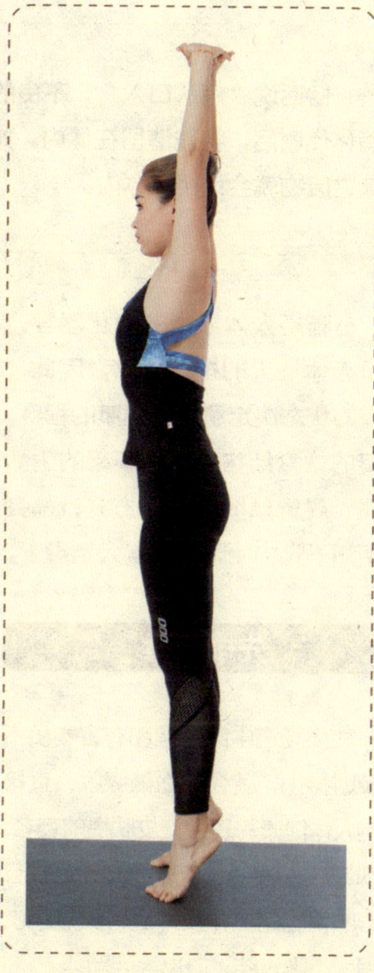

第三步

踮起脚尖，身体尽量向上伸展，感受整个背部的拉伸，保持数秒。脚跟落地，双臂带动上半身向前向下伸展，直至与地面平行，使整个身体成直角，保持数秒。

9. 祛湿排毒药膳

俗话说“病从口入”，不良的饮食习惯会使不易消化的食物经过消化代谢后，将残渣留在体内。如果身体无法及时地排出废物，久而久之废物就会积聚在体内。

小肠是人体最大的消化器官，也是人体最大的排毒器官。因此，肠道的状态决定了身体健康的程度。不良的饮食结构、久坐不起的生活习惯、晨昏颠倒的工作方式，都会在不知不觉中使肠内积累大量毒素。

先排肠毒

如果肠道中的细菌和有害物质不能及时排出，就会被血液吸收，直接影响人体健康；还会使皮肤提前衰老，出现皱纹、眼袋、色斑等问题；并且会影响胃肠的消化及排泄，形成便秘、腹泻、小腹过胖、口臭等问题。

饱和脂肪广泛存在于肥肉、油炸和烧烤食品及全脂奶类中，是导致人体毒素堆积、引起身体肥胖的元凶。饱和脂肪会在人体中反应形成反式脂肪，需要耗费优质的营养素才能排出身体，进而加重人体的代谢负担，损伤脾胃。脾胃一伤，体内就易瘀积湿邪，造成湿毒。

饮食排毒

为了身体健康着想，首先需远离肥腻、油炸、烧烤类食物，从源头控制；然后通过饮食的调节，排出肠道里面堆积的毒素，使身体重获新生。排毒功效显著的食品有胡萝卜、海带、木耳、黄瓜等，可以促进人体新陈代谢，帮助排毒。

饮茶排毒

常饮清茶对排毒大有益处。茶叶味甘苦，性微寒，还含有茶多酚，对重金属有较强的吸附作用，有利于减轻重金属对人体产生的毒害。而且喝茶能利尿排湿，常饮有助于预防湿毒。

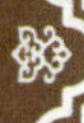

白萝卜海带汤

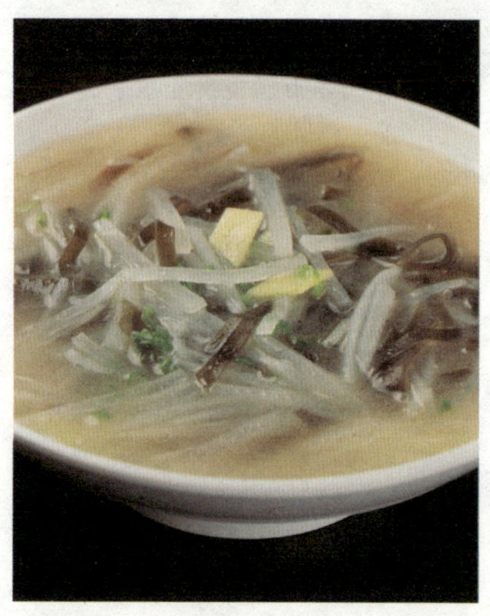

功效：利尿通便、解毒生津，是排毒祛湿之佳膳。

原料：白萝卜200克，海带180克，姜片、葱花各少许。

调料：盐2克，鸡粉2克，食用油适量。

做法：①将洗净去皮的白萝卜切丝；洗好的海带切丝。②起锅下油，放入姜片，爆香；倒入白萝卜丝，炒匀。③注入适量清水，烧开后煮3分钟至熟，稍加搅拌，倒入海带，拌匀，煮沸；放入盐、鸡粉，搅匀，煮沸，最后撒上葱花即可。

冬瓜陈皮海带汤

功效：清热解毒、利水消肿、化痰降压。

原料：冬瓜100克，海带50克，猪瘦肉100克，陈皮5克，姜片少许。

调料：盐2克，鸡粉2克，料酒3毫升。

做法：①将洗净的冬瓜切块；洗好的海带切块；洗净的瘦肉切丁。②砂锅中加水烧开，放陈皮、姜片、瘦肉、海带搅匀，加料酒搅匀，烧开后转小火煮至食材熟软。③倒入冬瓜，小火炖15分钟，至全部食材熟透，揭盖，放入盐、鸡粉，搅匀调味，将煮好的汤料盛出，装入碗中即可。

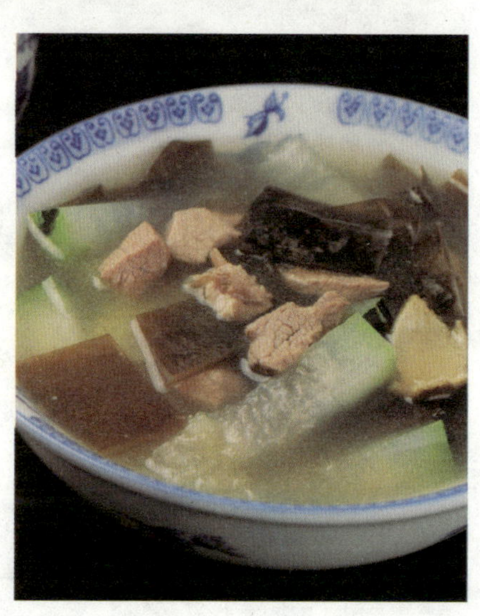

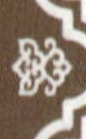

奶白菜炒木耳

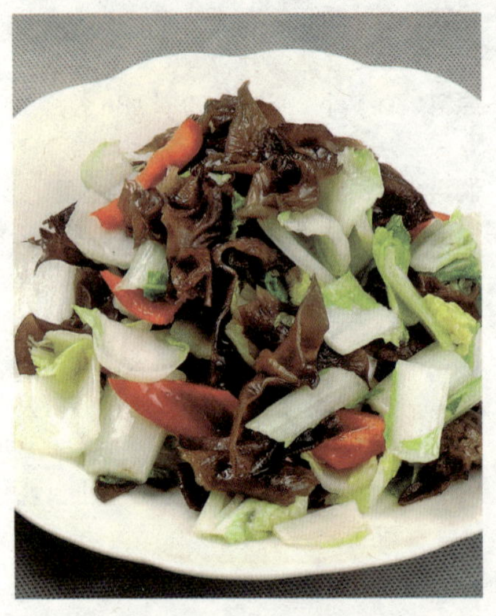

功效：补气养血、清肺止咳、清胃涤肠，能增强免疫功能。

原料：奶白菜250克，木耳40克，红椒100克。

调料：盐4克，味精2克，食用油适量。

做法：①奶白菜洗净切段；木耳泡发，洗净切块；红椒去籽，洗净切片。②锅中倒油烧热，下木耳和红椒翻炒，加入奶白菜，快速翻炒。③加入盐、味精，炒至入味，装盘即可。

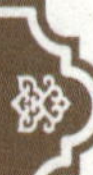

金针菇木耳沙拉

功效：解热毒、除烦渴，能排毒养颜，预防便秘。

原料：金针菇100克，黑木耳50克，茭白100克，彩椒30克。

调料：白醋、盐、橄榄油少许。

做法：①将茭白洗净后切段，焯水后捞出。②将黑木耳洗净，切成丝，焯水后捞出。③将金针菇洗净，焯水后捞出；彩椒洗净、切丝。④将以上食材用白醋、盐、橄榄油一起拌匀即可。

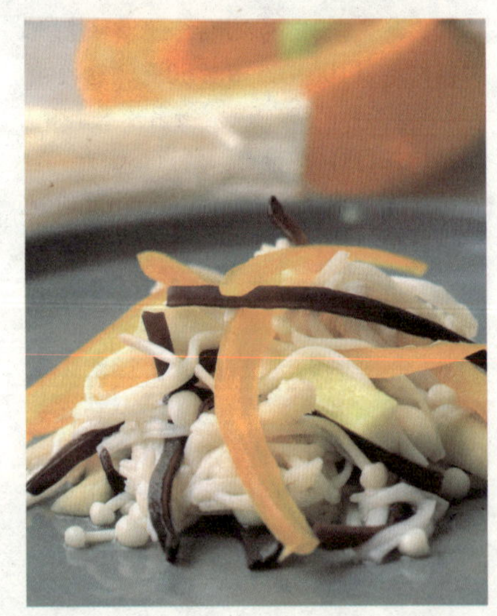

10. 祛湿排毒茶方

以养生保健为目的，在水里加点“料”，更有益于养生，能帮助排出体内湿毒。

气温高的日子，人们常感觉心烦意乱，身体大量出汗以散发热量，稍微动一动，就会浑身冒汗，身体十分黏腻，所以要及时喝水以补充体液，否则容易因热盛而耗伤体内津液。

饮茶助祛湿

津液是气的载体，气必须依附于津液而存在，如果过度消耗体内津液，气亦随之而外脱，出现神昏晕厥、二便失禁等症状。

单从补水的角度来看，每天喝3~8杯白开水就足够了，如果以养生保健为目的，在水里加点“料”更有益于养生，能帮助排出体内湿毒。

养生排毒茶

在茶中加入藿香，能解表化湿，起到排毒解暑的功效；在水里加入菊花，能起到疏风清热、明目解毒的作用。现代人生活节奏快，容易情绪烦躁、疲惫不安，这时喝上一杯清香扑鼻的花茶，不仅可以生津利水，还能疏解烦躁情绪，缓解疲劳。

除了花茶，平时喝上一杯清茶对身体也大有好处。茶叶中含有3%~5%的生物碱，其中以咖啡因为主，具有增进血液循环、兴奋中枢神经、促进新陈代谢的作用，能增强心脏和肾脏功能，生物碱还具有利尿作用，能利水渗湿。茶中所含的枸橼酸、枸橼酸盐，能治疗血液凝固，对辐射病、心脑血管病、癌症等也有一定的药理功效。可见，茶叶功效之多、作用之广，是其他饮料无可替代的。

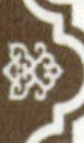

菊花普洱山楂饮

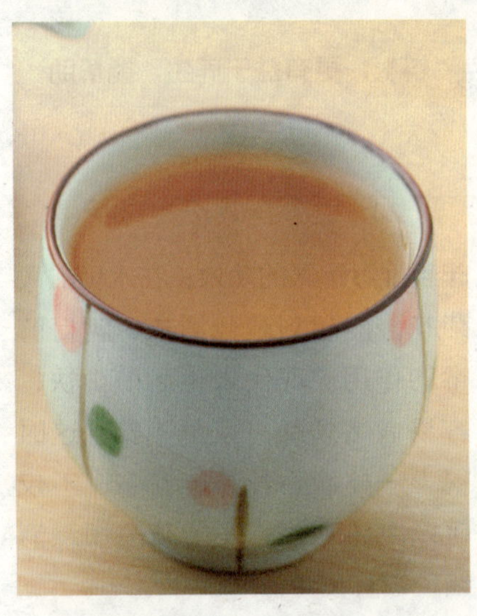

功效：活血化瘀、清热解毒、利水渗湿。

原料：山楂20克，普洱茶8克，菊花6克。

做法：①将洗净的山楂去除头尾，对半切开，去除果核，再把果肉切小块，备用。②砂锅中注入适量清水烧开，倒入山楂，放入洗净的普洱茶叶、菊花，搅拌均匀，煮沸后用小火煮约5分钟，至茶水散出香味。③关火后盛出煮好的茶水，装入杯中，趁热饮用即可。

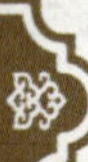

鱼腥草山楂饮

功效：润肺止咳、清热解毒、开胃消渴。

原料：鱼腥草50克，干山楂20克。

调料：蜂蜜10克。

做法：①砂锅中注入适量清水，用大火烧开。②倒入洗净的鱼腥草、干山楂，用小火炖20分钟，至其析出有效成分，关火。③盛出煮好的药茶，装入碗中，加入蜂蜜，调匀。④静置一段时间，稍微放凉后即可饮用。

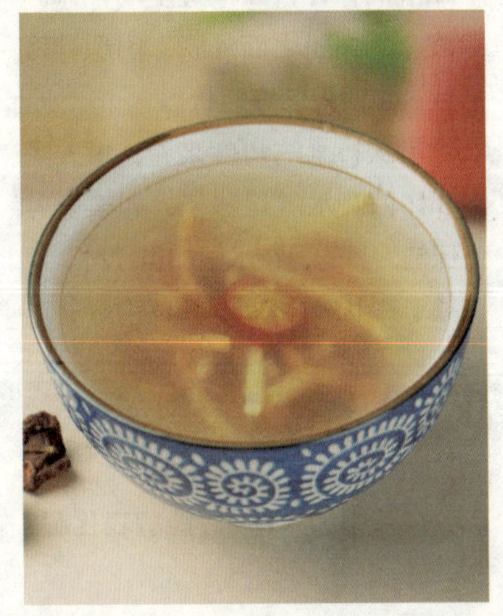

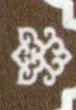

陈皮桑葚枸杞茶

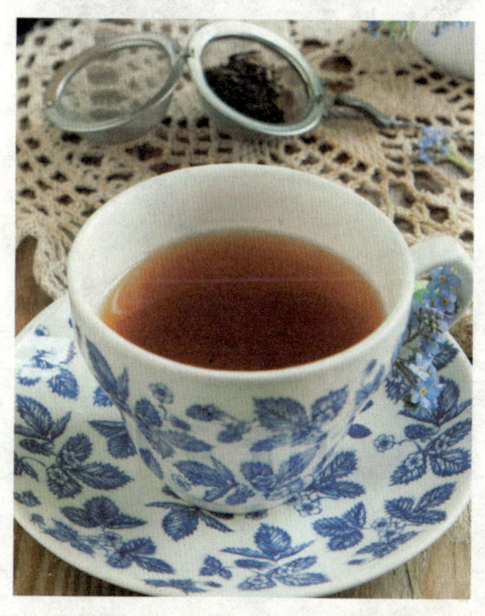

功效：生津润燥、清热解毒、利水止渴。

原料：陈皮5克，桑葚6克，枸杞8克。

做法：①砂锅中注入适量清水，大火烧开。②倒入洗净的陈皮、桑葚、枸杞，搅拌片刻，小火炖15分钟至药性完全析出。③将煮好的茶盛出装入杯中，放凉即可饮用。

藿香菊花茶

功效：化湿运脾、清热解毒、清肝明目。

原料：藿香、菊花各5克。

调料：冰糖适量。

做法：①藿香、菊花分别清洗干净。②将洗净的藿香、菊花放入锅中，加入适量清水煎煮。③煎好后放入冰糖搅拌至溶化即可饮用。

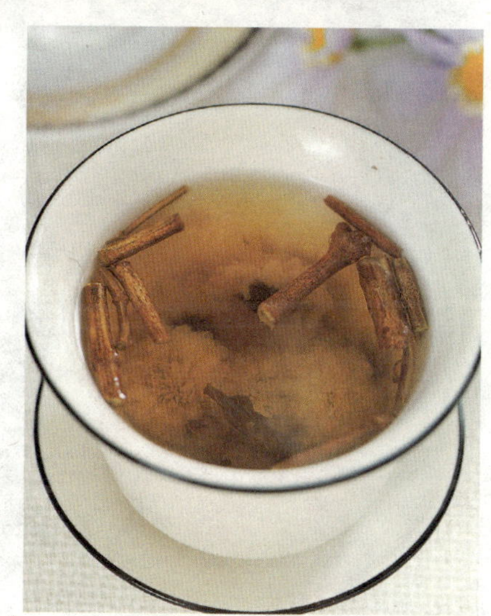

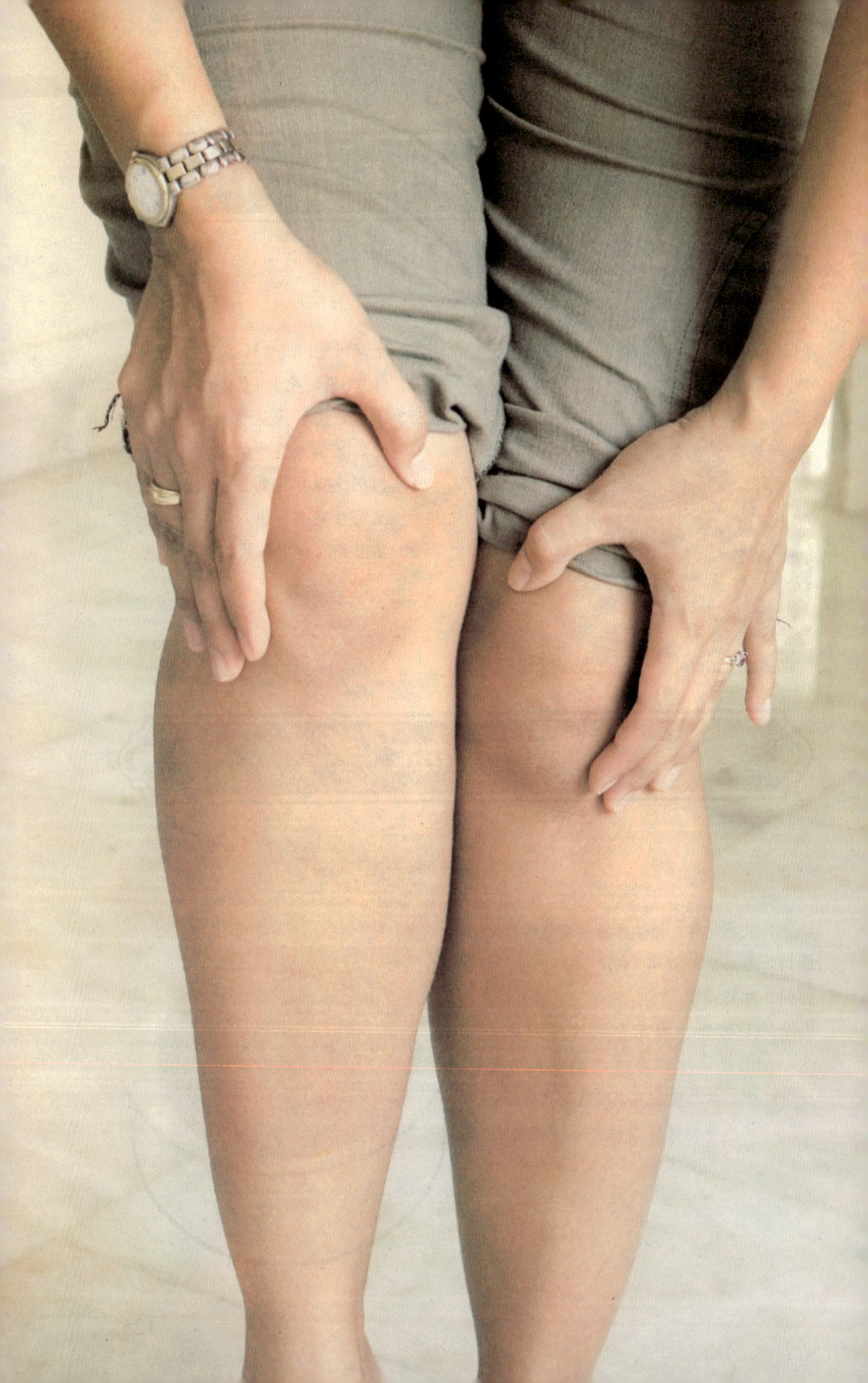

Part 08

肥胖的中医分型调理

穴位，学名腧穴，
指人体经络线上特殊的反应点，
中医可以通过针灸或者推拿、点按、艾灸等
刺激相应的经络穴位治疗疾病。
对于肥胖，一样有专治的穴位。
再搭配合理的饮食，加上持之以恒的行动和毅力，
一定可以让你拥有完美的身材。

胃肠积热型（结实肥胖）

胃肠积热型肥胖指结实肥胖，主要是肌肉发达，而不是脂肪过剩。其表现为胃的消化功能太好，食欲旺盛，吸收好。此类型以青壮年人居多。

主要症状

失眠，头晕，形体肥胖，多食善饥，口渴喜饮，怕热多汗，大便秘结，小便短赤，或兼有腹胀，口干，口苦，口臭，心烦，舌红苔黄，脉滑数。

治疗原则

清热化湿，通腑化滞。胃肠积热型肥胖引起的各种不适食用以下食材、药材，对症调理就可缓解。

调理药材

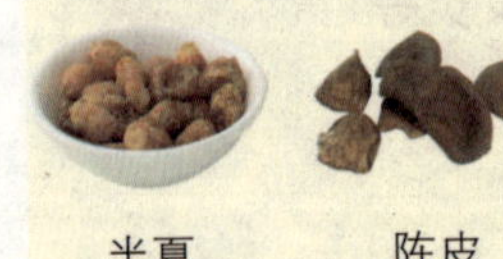

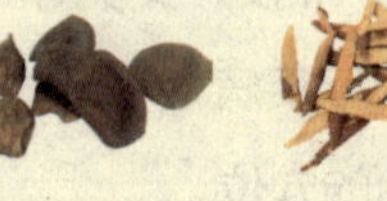

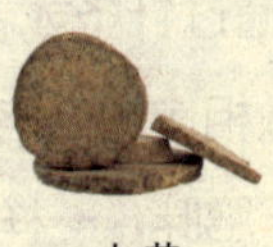

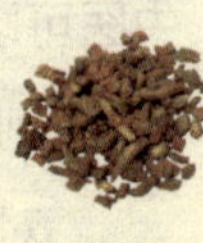

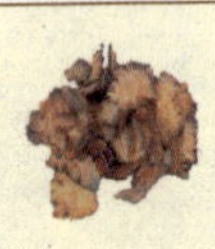

半夏　陈皮　甘草　大黄　丹参　川芎

以上药材可燥湿健脾，活血化瘀，对肥胖患者有一定的辅助食疗作用。

调理食材

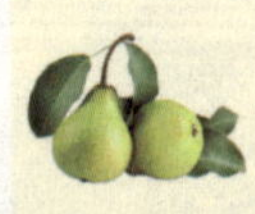

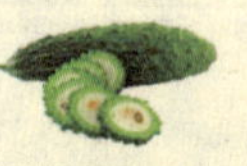

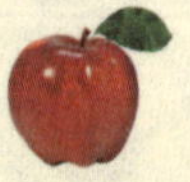

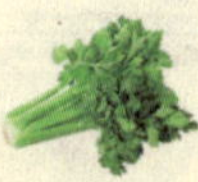

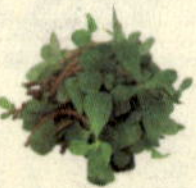

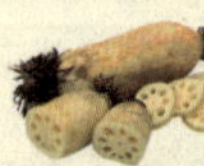

梨　苦瓜　苹果　芹菜　马齿苋　莲藕

以上食材含有丰富的膳食纤维，可促进肠道蠕动，防治便秘。

按摩疗法

01 揉按中脘

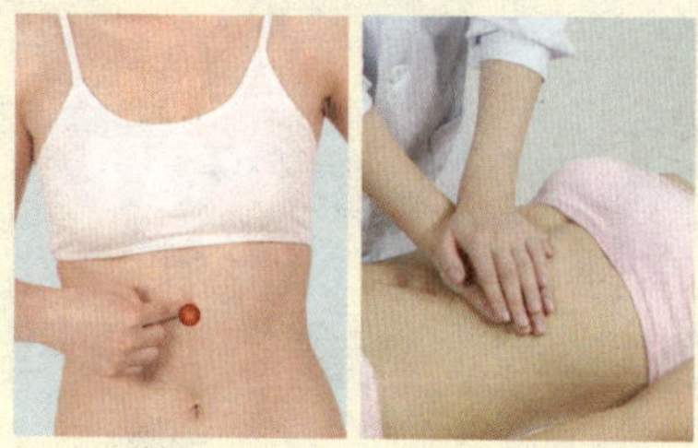

定位 位于上腹部，前正中线上，当脐中上4寸。

按摩 双手重叠放于中脘穴上，画圈揉按3～5分钟。

02 掐揉合谷

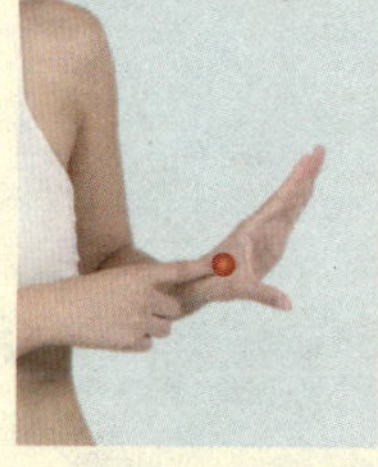

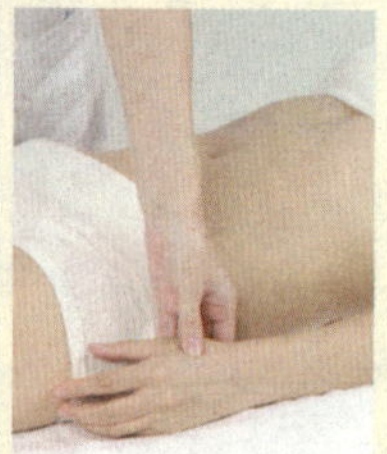

定位 位于手背，第一、二掌骨间，当第二掌骨桡侧的中点处。

按摩 将拇指放于合谷穴上，由轻渐重地掐揉20～30次，以局部有酸胀感为宜。

03 揉按足三里

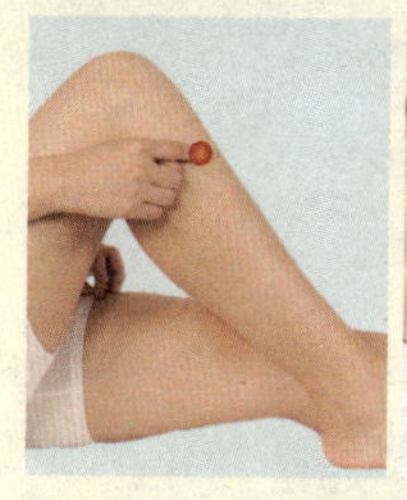

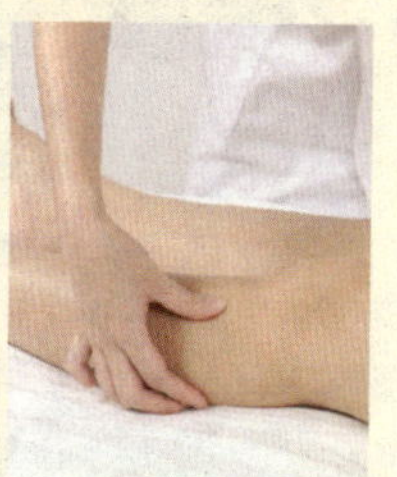

定位 位于小腿前外侧，当犊鼻下3寸，距胫骨前缘一横指（中指）。

按摩 将拇指放于足三里穴处，其余四指附于小腿腿腹，揉按3～5分钟，以局部有酸胀感为宜。

04 揉按丰隆

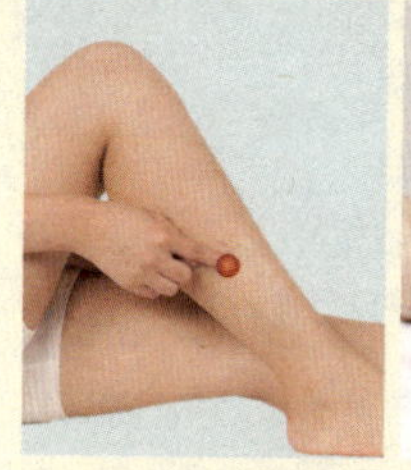

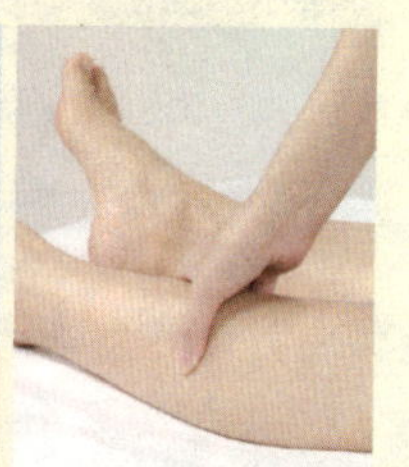

定位 位于小腿前外侧，当外踝尖上8寸，距胫骨前缘二横指。

按摩 将拇指放于丰隆穴上，其余四指附于小腿腿腹，揉按3～5分钟，以局部有酸胀感为宜。

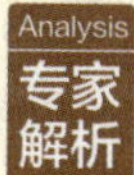

中脘利水降逆，合谷通经活络，足三里燥湿健脾，配合祛痰化湿的丰隆，坚持按摩治疗，可有效改善怕热多汗、形体肥胖等症状。

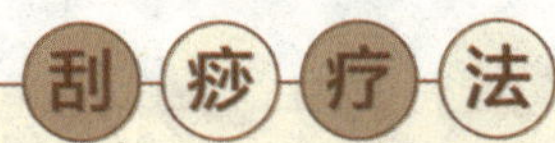

01 刮拭天枢

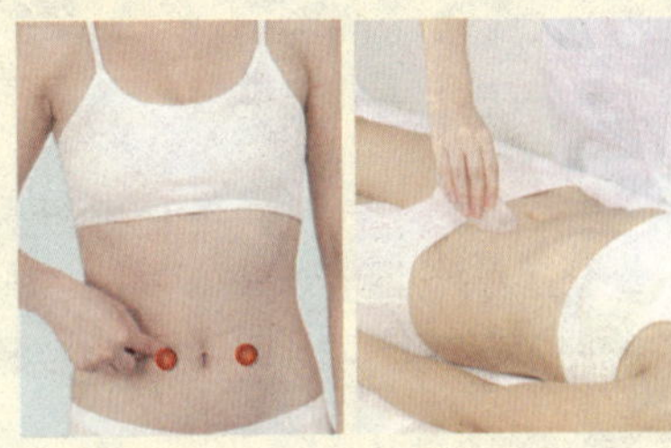

定位 位于腹中部，脐中旁开2寸。

刮痧 用角刮法刮拭天枢穴15～30次，以出痧为度。

02 刮拭合谷

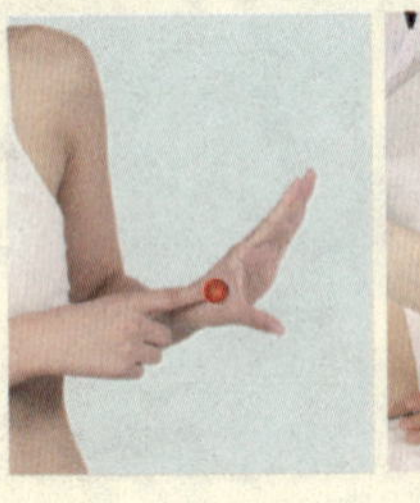

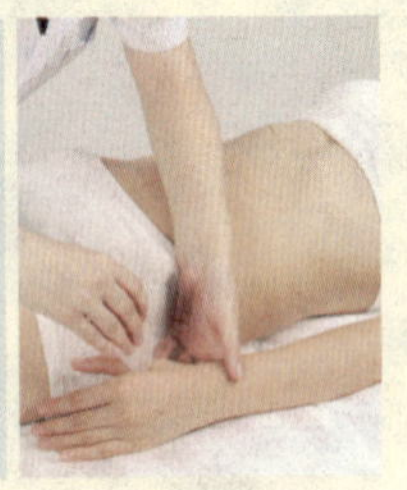

定位 位于手背，第一、二掌骨间，当第二掌骨桡侧的中点处。

刮痧 用角刮法重刮合谷穴30次，以皮肤出现潮红为度。

03 刮拭胃俞

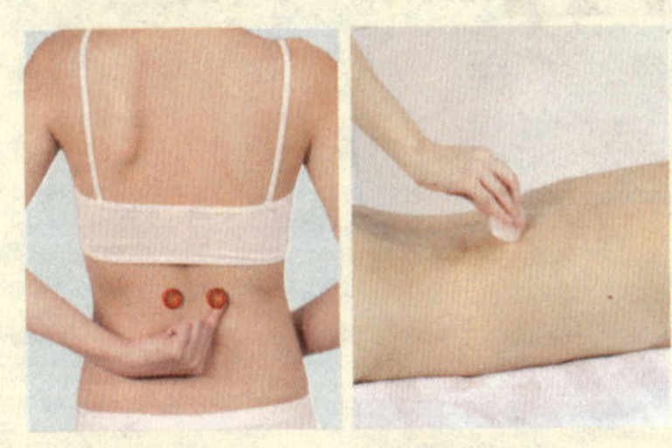

定位 位于背部，当第十二胸椎棘突下，旁开1.5寸。

刮痧 用面刮法刮拭胃俞穴30次，至皮肤发红出痧。

04 刮拭大肠俞

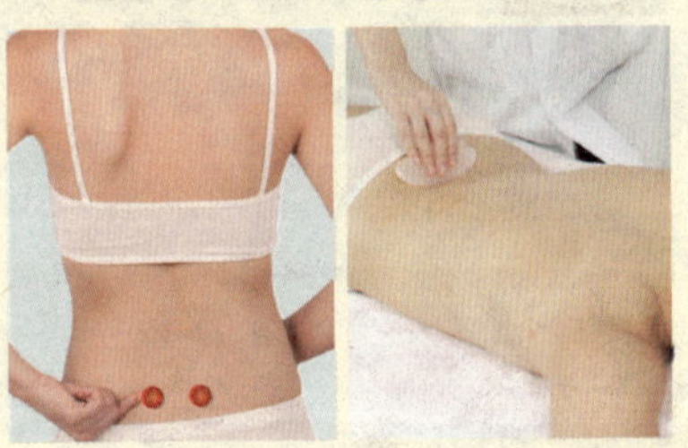

定位 位于腰部，当第四腰椎棘突下，旁开1.5寸。

刮痧 用面刮法刮拭大肠俞穴30次，以皮肤出现潮红为度。

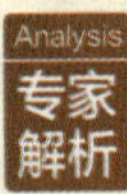

天枢和胃俞可调理胃肠，合谷通经活络，配合理气降逆的大肠俞，可辅助治疗肥胖症。

艾灸疗法

01 艾灸水分

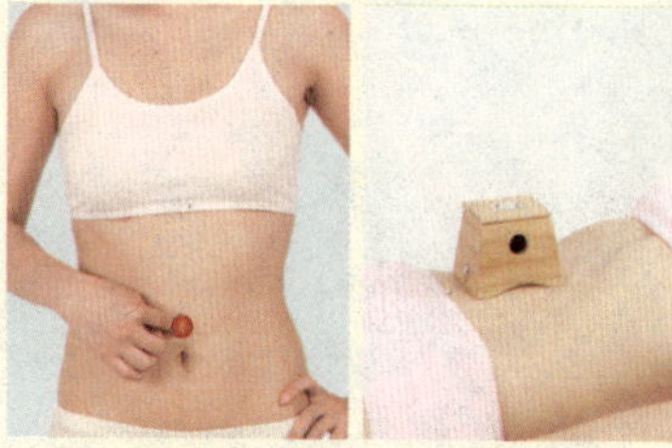

|定位|位于上腹部，前正中线上，当脐中上1寸。

|艾灸|点燃艾灸盒，将其置于水分穴上，灸10～15分钟，至皮肤潮红、有温热感为宜。

02 艾灸大横

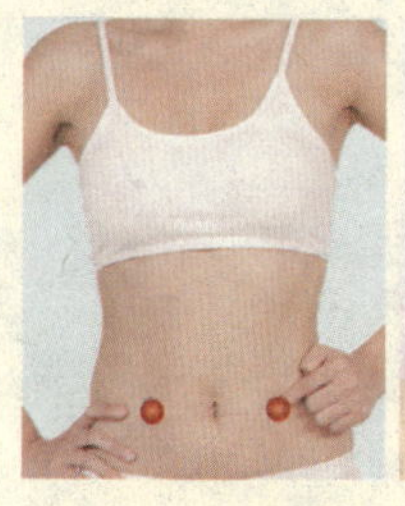

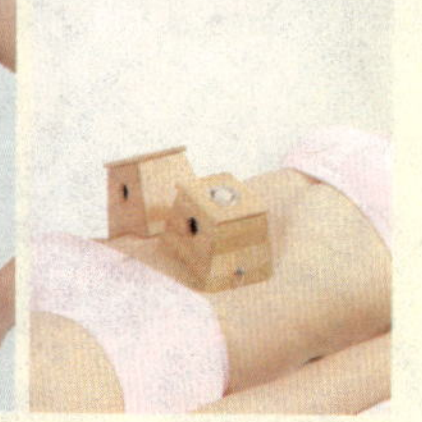

|定位|位于腹中部，脐中旁开4寸。

|艾灸|点燃艾灸盒，将其放于大横穴上灸20～30分钟。

03 艾灸合谷

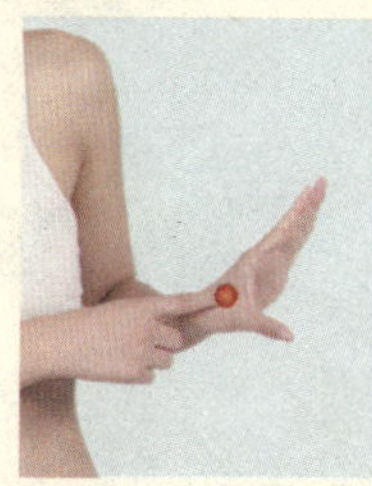

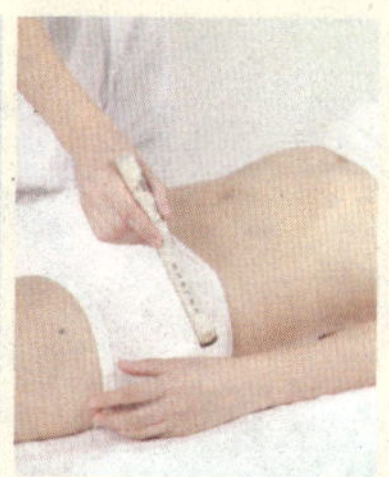

|定位|位于手背，第一、二掌骨间，当第二掌骨桡侧的中点处。

|艾灸|用艾条温和灸法灸合谷穴10分钟。

04 艾灸丰隆

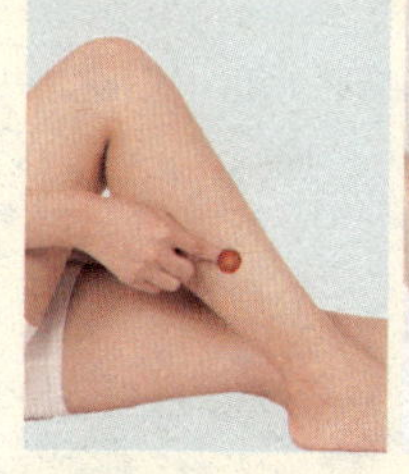

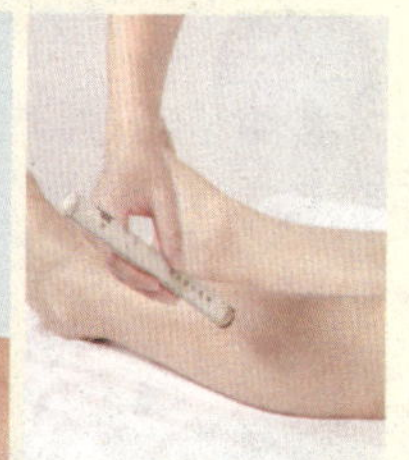

|定位|位于小腿前外侧，当外踝尖上8寸，条口穴外，距胫骨前缘二横指。

|艾灸|用艾条温和灸法灸丰隆穴10分钟，以局部皮肤潮红为度。

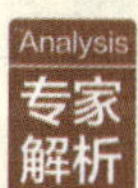

水分专治脾虚水肿，大横清油脂理大肠，合谷通经活络，丰隆祛痰化湿，四穴合用，可有效缓解多食善饥、痰湿怕热等症状。

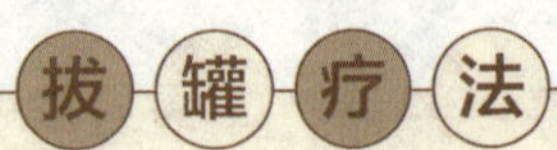

01 拔罐天枢

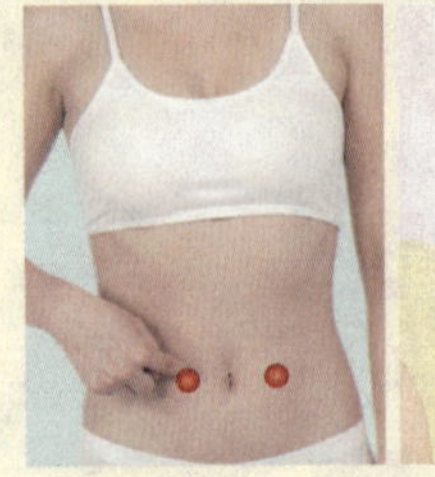

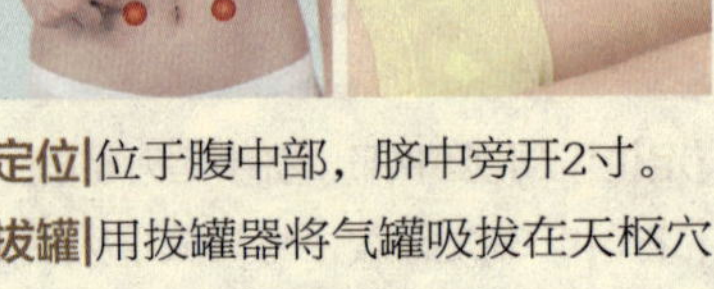

|定位|位于腹中部，脐中旁开2寸。

|拔罐|用拔罐器将气罐吸拔在天枢穴上，留罐15分钟。

02 拔罐合谷

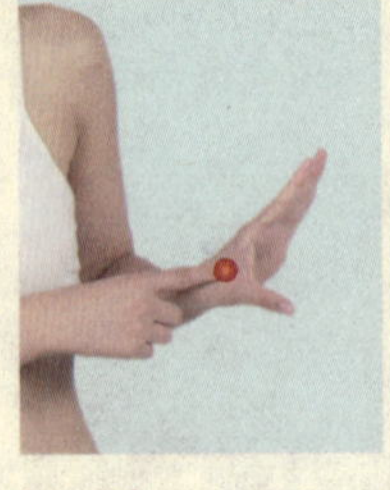

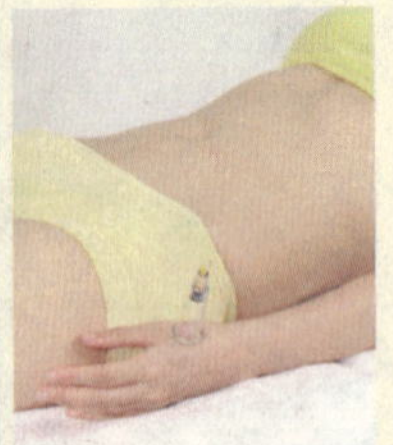

|定位|位于手背，第一、二掌骨间，当第二掌骨桡侧的中点处。

|拔罐|用拔罐器将气罐吸拔在合谷穴上，留罐15分钟。

03 拔罐内关

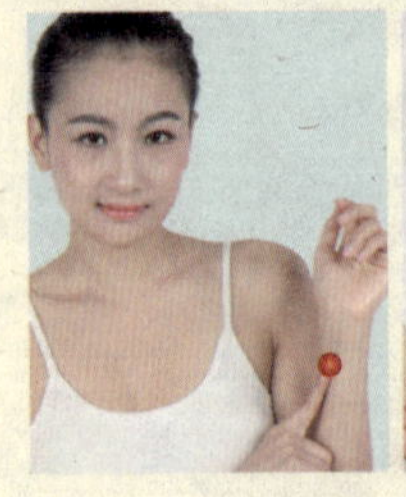

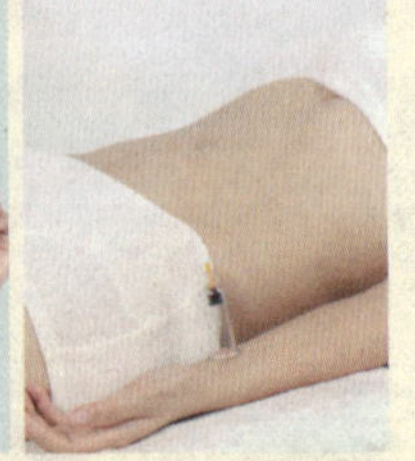

|定位|位于前臂掌侧，曲泽与大陵的连线上，腕横纹上2寸，掌长肌腱与桡侧腕屈肌腱之间。

|拔罐|用拔罐器将气罐吸拔在内关穴上，留罐15～20分钟。

04 拔罐胃俞

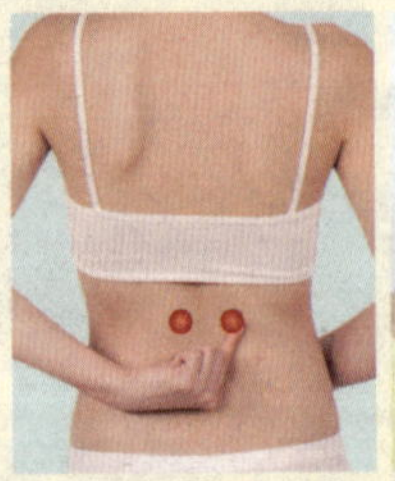

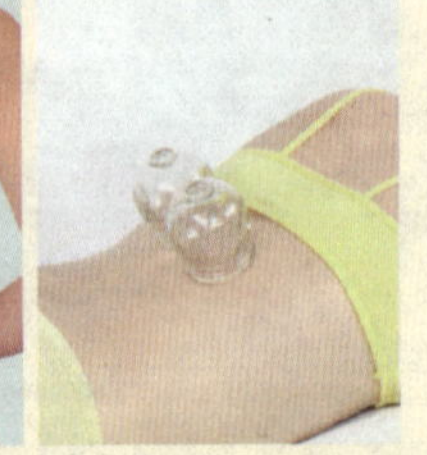

|定位|位于背部，当第十二胸椎棘突下，旁开1.5寸。

|拔罐|将棉球点燃后，伸入罐内马上抽出，然后迅速将火罐拔在胃俞穴上，留罐20分钟。

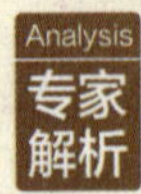

天枢可调理肠胃，合谷通经活络，内关理气活血，三穴配合和胃降逆的胃俞，可有效防治肥胖症。

05 拔罐期门

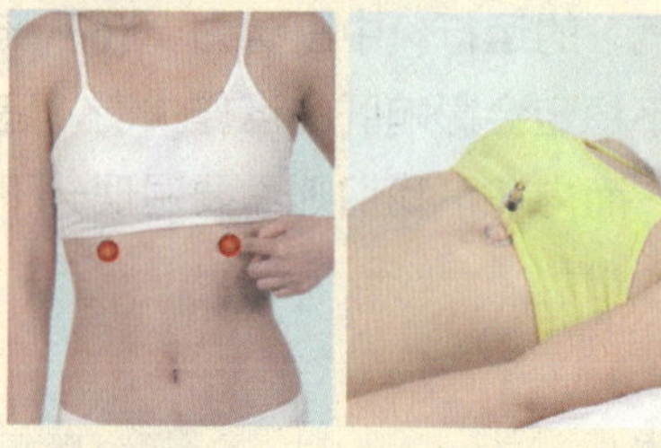

|定位| 乳头直下，第六肋间隙，前正中线旁开4寸。

|拔罐| 用拔罐器将气罐吸拔在期门穴上，留罐15分钟。

06 拔罐肺俞

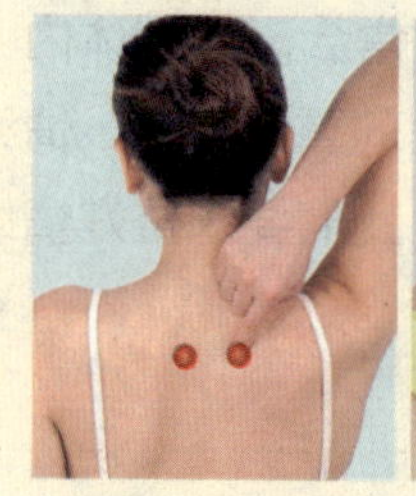

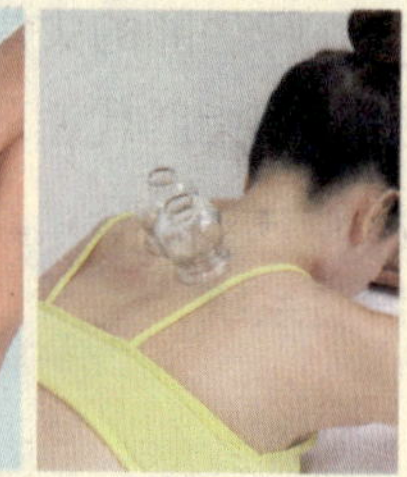

|定位| 位于背部，第三胸椎棘突下，旁开1.5寸。

|拔罐| 将火罐吸拔在肺俞穴上，留罐15分钟。

07 拔罐太冲

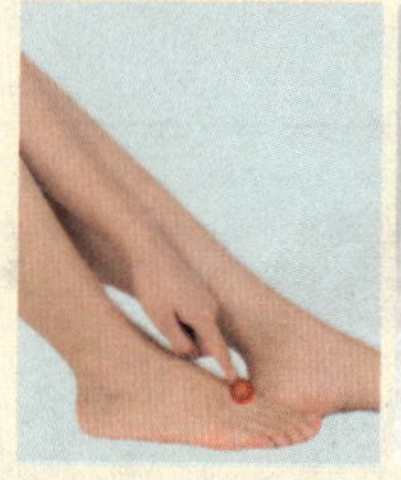

|定位| 位于足背侧，当足第一、二跖骨结合部之前凹陷中。

|拔罐| 用拔罐器将气罐吸拔在太冲穴上，留罐10分钟。

08 拔罐心俞

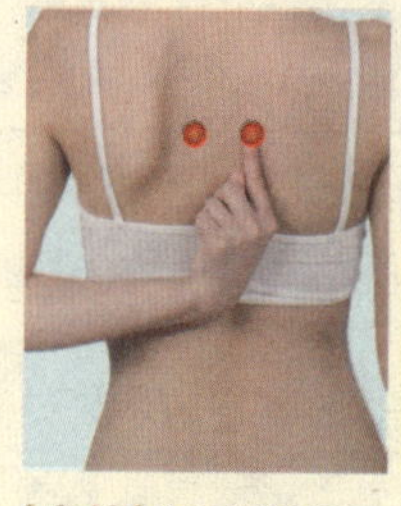

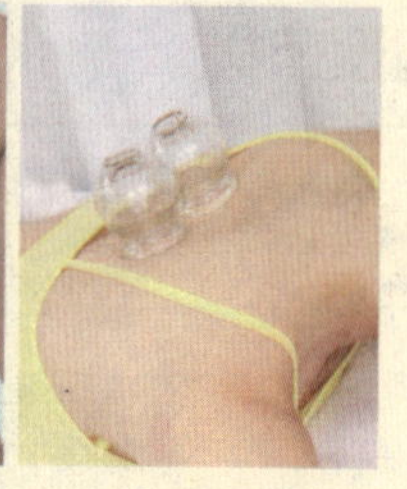

|定位| 位于背部，当第五胸椎棘突下，旁开1.5寸。

|拔罐| 将棉球点燃后，伸入罐内马上抽出，将火罐扣在心俞穴上，留罐10分钟。

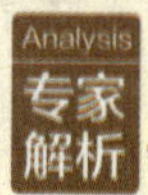

期门养肝排毒，肺俞理气活血，太冲清利下焦，配合宽胸理气的心俞，既能美容，又能瘦身。

肝郁气滞型（腰腹肥胖）

肝功能的失常会影响到体内“气”的运行。中医认为，肝系统是调节脂肪代谢的重要器官，情绪不稳定会影响肝的运作失衡，造成肥胖。外在，我们要调整好情绪，而内在，我们则需要调理一下肝脏系统。

主要症状

体形肥胖，情志抑郁，心烦易怒，失眠多梦，口苦咽干，妇女月经不调、闭经、经前乳房胀痛，舌边尖红，苔薄黄，脉弦。

治疗原则

疏肝理气，活血化瘀。肝郁气滞型肥胖引起的各种不适食用以下食材、药材，对症调理就可缓解。

调理药材

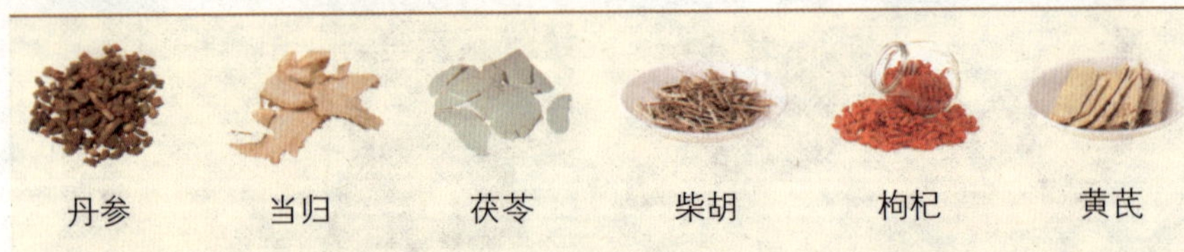

丹参　当归　茯苓　柴胡　枸杞　黄芪

以上药材可除脂肪，利尿消肿，通肠润便，非常适合肥胖患者食用。

调理食材

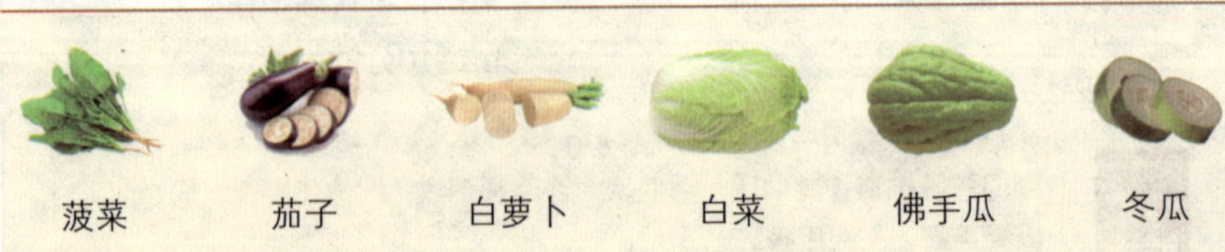

菠菜　茄子　白萝卜　白菜　佛手瓜　冬瓜

以上食材低脂低热量，可消除脂肪，降低身体对脂肪的吸收，有效控制体重。

按摩疗法

01 揉按膻中

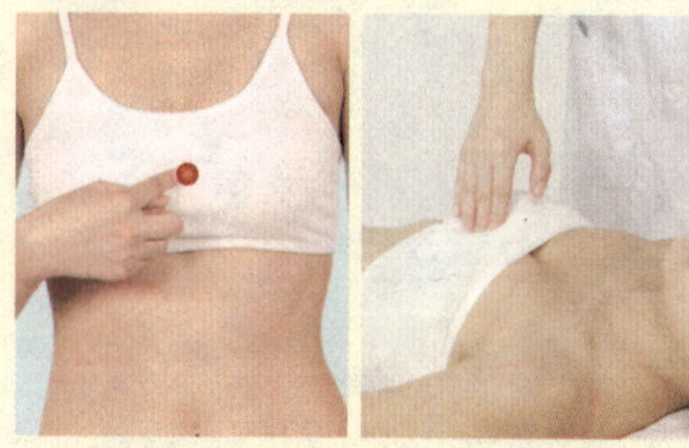

|定位| 位于胸部，当前正中线上，平第四肋间，两乳头连线的中点。

|按摩| 将食指、中指、无名指并拢，三指指腹放于膻中穴上，揉按3分钟，以局部皮肤潮红为度。

02 揉按期门

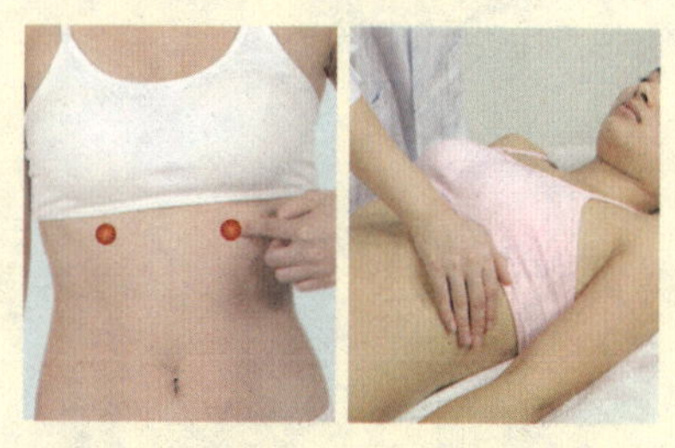

|定位| 位于胸部，当乳头直下，第六肋间隙，前正中线旁开4寸。

|按摩| 用手掌揉按期门穴1～2分钟，力度适中，以局部皮肤潮红、发热为度。

03 揉按太冲

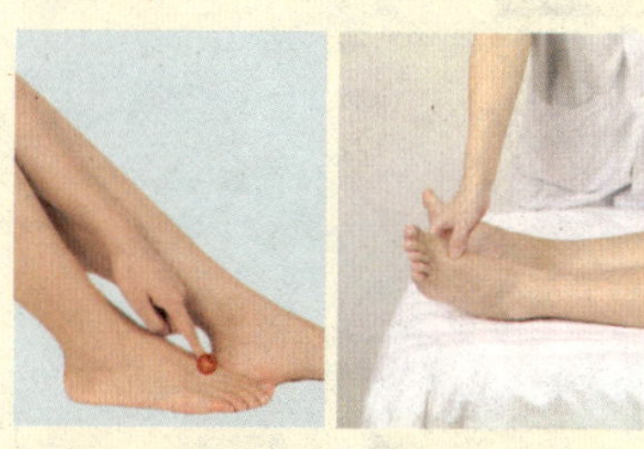

|定位| 位于足背侧，当第一、二跖骨间隙的后方凹陷处。

|按摩| 用拇指指腹揉按太冲穴50～100次，力度以酸痛为宜。

04 推按肝俞

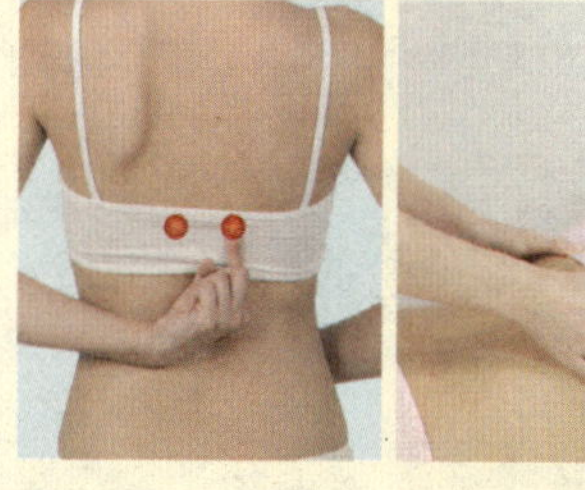

|定位| 位于背部，当第九胸椎棘突下，旁开1.5寸。

|按摩| 将拇指指腹放于肝俞穴上，推按15分钟。

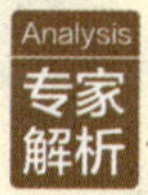

膻中活血通络，期门养肝排毒，太冲疏肝养血，配合疏肝利胆的肝俞，可有效调理体内“气”的运行，有助于防治肝郁气滞型肥胖。

刮痧疗法

01 刮拭期门

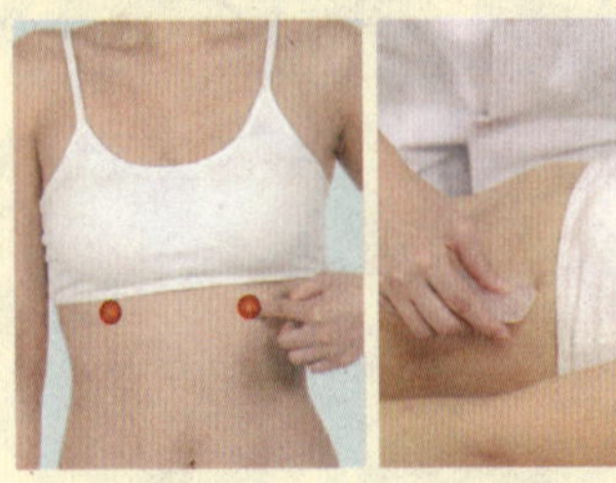

定位 位于胸部，当乳头直下，第六肋间隙，前正中线旁开4寸。

刮痧 用角刮法从上向下刮拭期门穴1分钟，力度适中，可不出痧。

02 刮拭太冲

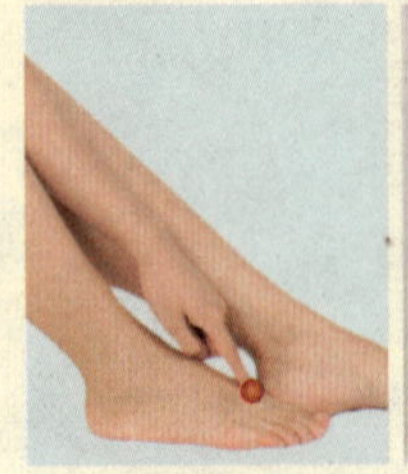

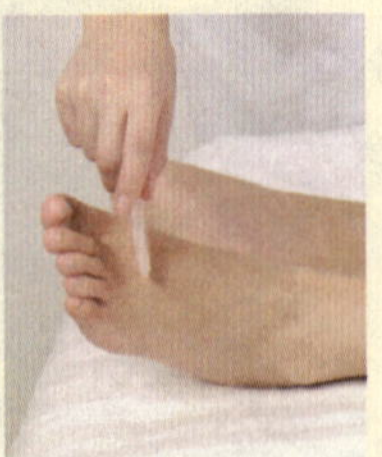

定位 位于足背侧，当第一、二跖骨间隙的后方凹陷处。

刮痧 用角刮法刮拭太冲穴30次，手法连贯，力度适中，以皮肤潮红为度。

03 刮拭心俞

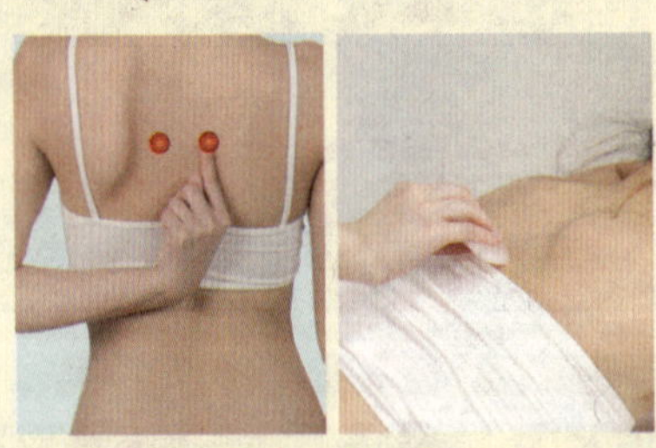

定位 位于背部，当第五胸椎棘突下，旁开1.5寸。

刮痧 用面刮法刮拭心俞穴10～15次，力度略重，至皮肤出痧。

04 刮拭肝俞

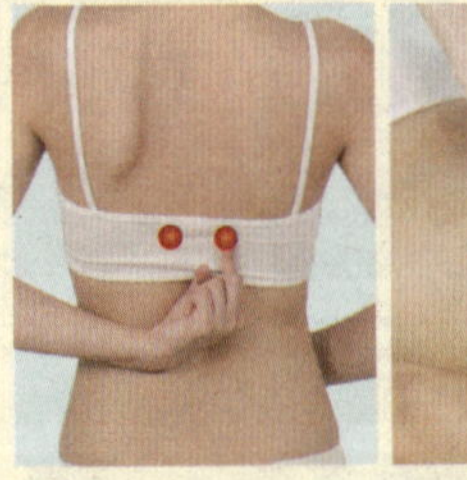

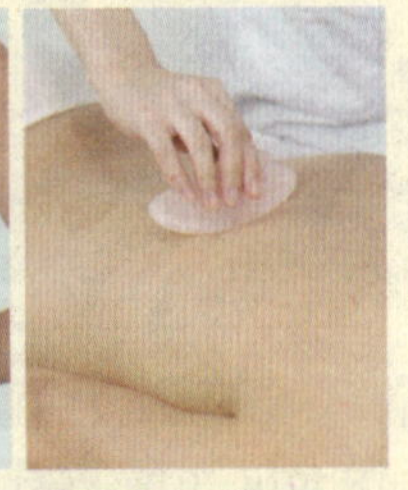

定位 位于背部，当第九胸椎棘突下，旁开1.5寸。

刮痧 用角刮法从上向下刮拭肝俞穴，以皮肤潮红、出痧为度。

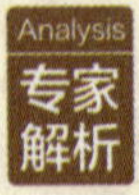

期门养肝排毒，太冲疏肝养血，心俞宽胸理气，配合疏肝利胆的肝俞，可改善月经不调、情志抑郁等症。

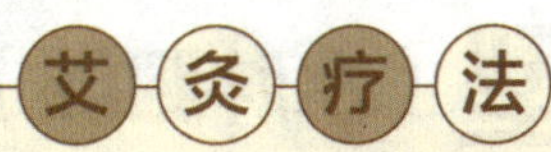

01 艾灸期门

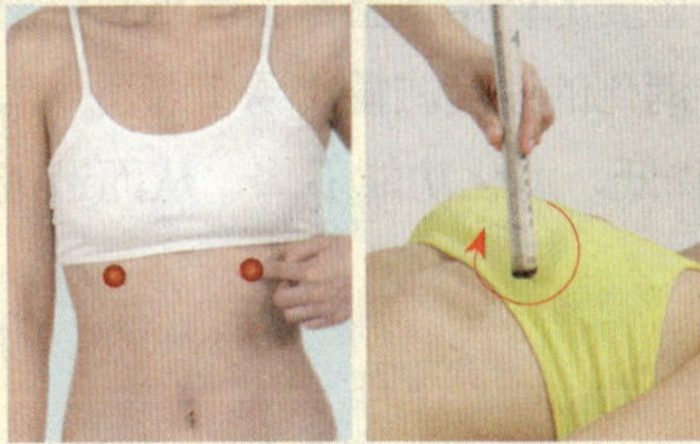

|定位|位于胸部，当乳头直下，第六肋间隙，前正中线旁开4寸。

|艾灸|用艾条回旋灸法来回灸期门穴10～15分钟，对侧以同样的方法操作。

02 艾灸关元

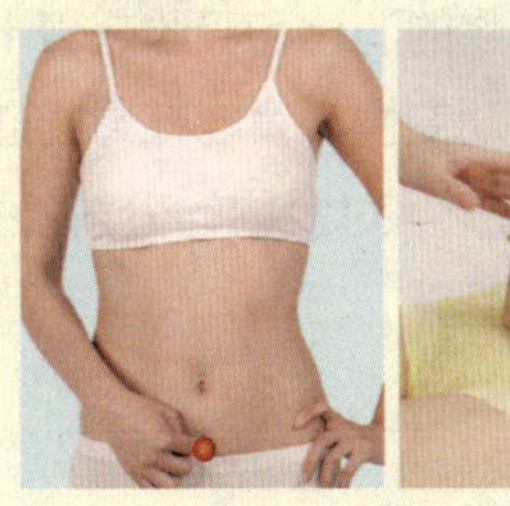

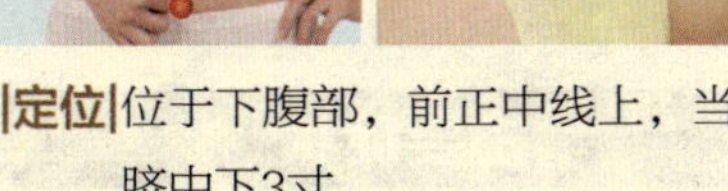

|定位|位于下腹部，前正中线上，当脐中下3寸。

|艾灸|点燃艾灸盒，将其放于关元穴上，灸10～15分钟。

03 艾灸足三里

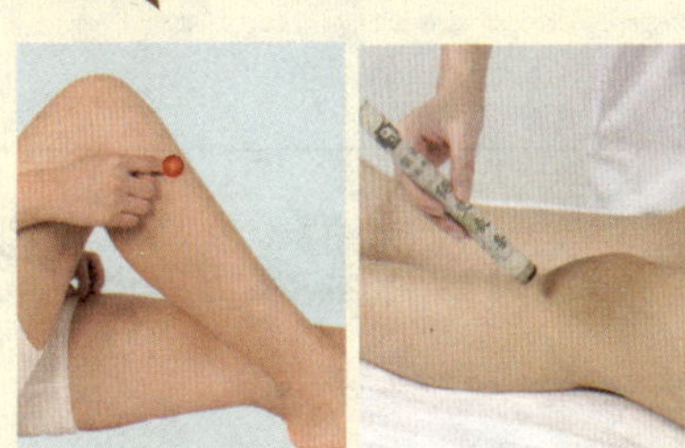

|定位|位于小腿前外侧，当犊鼻下3寸，距胫骨前缘一横指（中指）。

|艾灸|用艾条温和灸法灸足三里穴10～15分钟，对侧以同样的方法操作。

04 艾灸肝俞

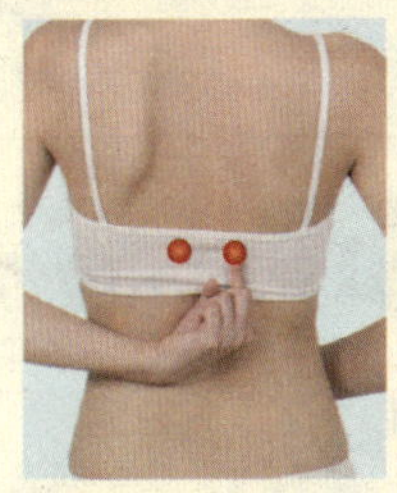

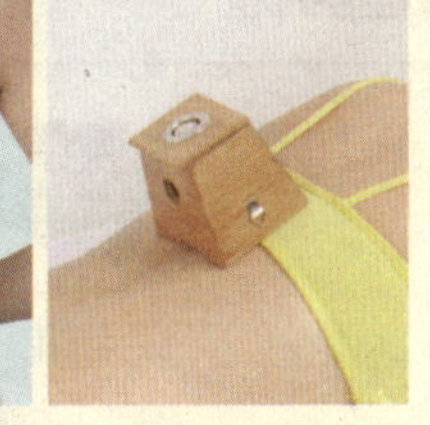

|定位|位于背部，当第九胸椎棘突下，旁开1.5寸。

|艾灸|点燃艾灸盒，将其放于肝俞穴上，灸10～15分钟。

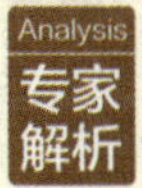

期门养肝排毒，关元导赤通淋，足三里燥湿健脾，配合疏肝利胆的肝俞，既可瘦身，又可养颜。

脾虚湿蕴型（水肿肥胖）

脾对食物的消化和吸收起着十分重要的作用，当胃肠道平滑肌出现问题，蠕动变慢，食物在胃肠道中消化的速度减慢，易于滞留，消化液分泌减少，对食物的分解能力降低，消化功能下降，从而造成脾虚，引起肥胖。

主要症状

体态肥胖水肿，面色萎黄，疲乏无力，肢体困重，脘腹不适，纳谷不香，大便溏薄，白带清稀，舌淡胖，苔薄腻，脉沉细。

治疗原则

健脾化湿。脾虚湿蕴型肥胖引起的各种不适食用以下食材、药材，对症调理就可缓解。

调理药材

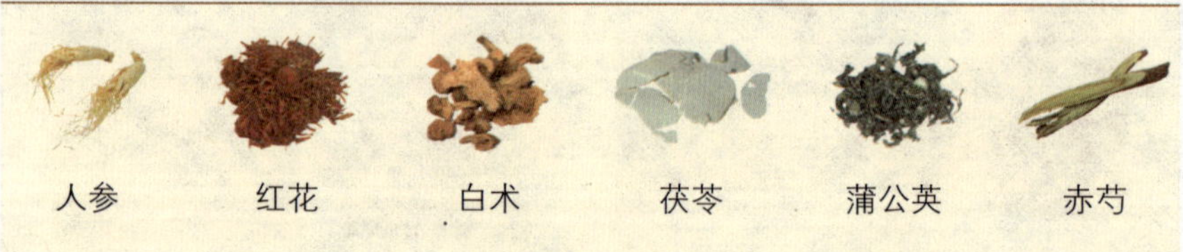

人参　红花　白术　茯苓　蒲公英　赤芍

以上药材可利尿消肿，降血脂，适当使用能有效辅助减肥。

调理食材

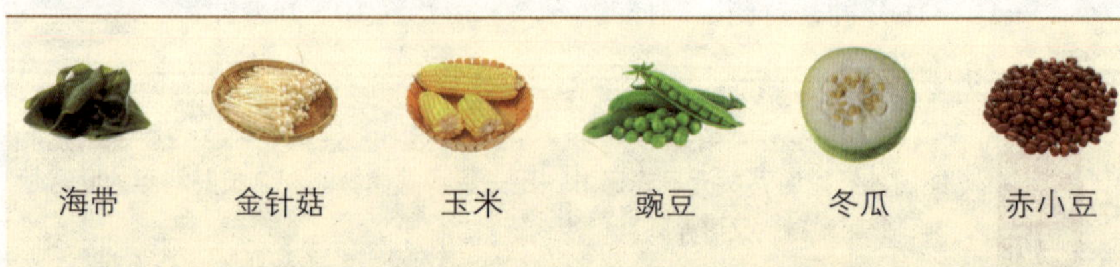

海带　金针菇　玉米　豌豆　冬瓜　赤小豆

以上食材富含膳食纤维，低脂低热，利尿消肿，可有效防治肥胖，适合减肥期间食用。

按摩疗法

01 揉按水分

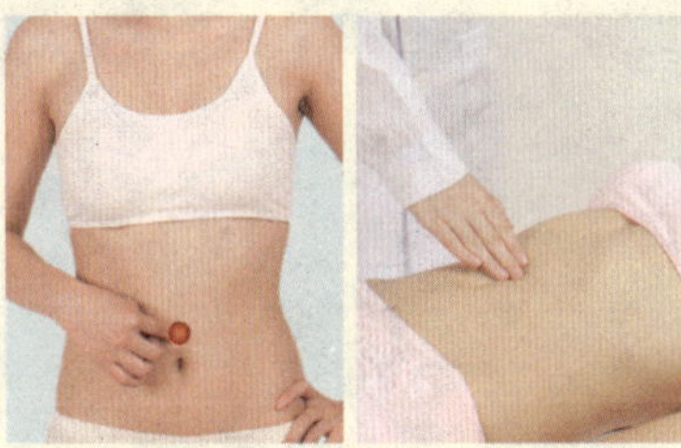

|定位| 位于上腹部，前正中线上，当脐中上1寸。

|按摩| 将食指、中指、无名指并拢，三指指腹放于水分穴上揉按2分钟。

02 揉按气海

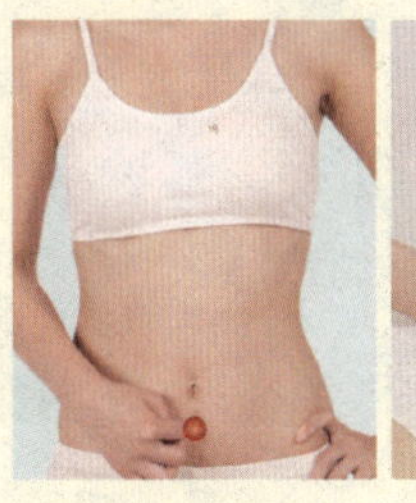

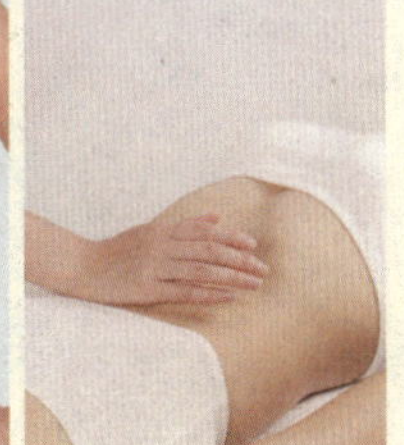

|定位| 位于腹部，前正中线上，当脐中下1.5寸。

|按摩| 用手掌小鱼际用力揉按气海穴2分钟。

03 推按中都

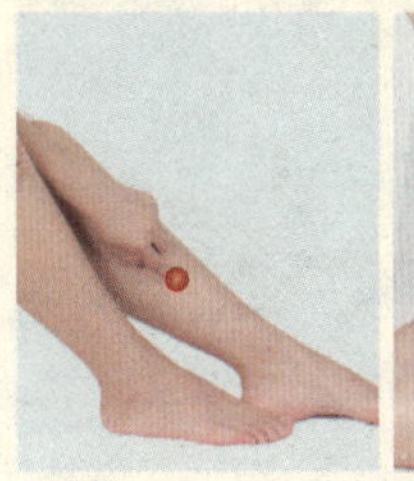

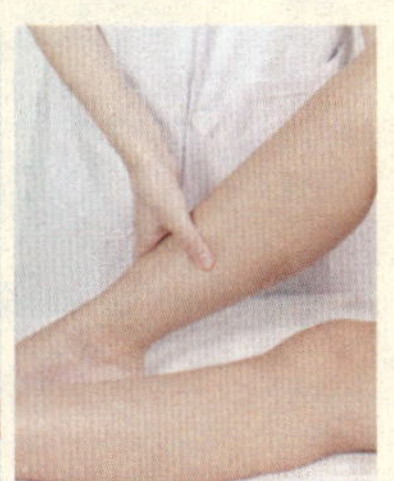

|定位| 位于小腿内侧，当足内踝尖上7寸，胫骨内侧面的中央。

|按摩| 用拇指指腹推按中都穴，来回数十次，先由轻到重，然后再由重到轻。

04 揉按脾俞

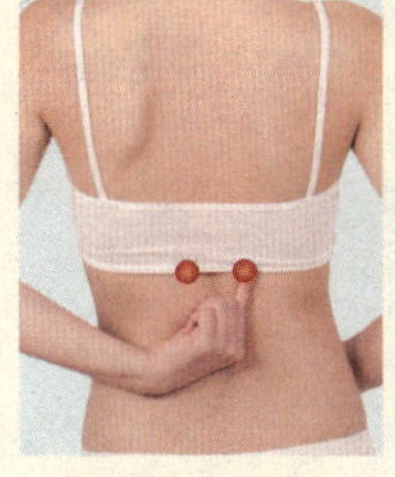

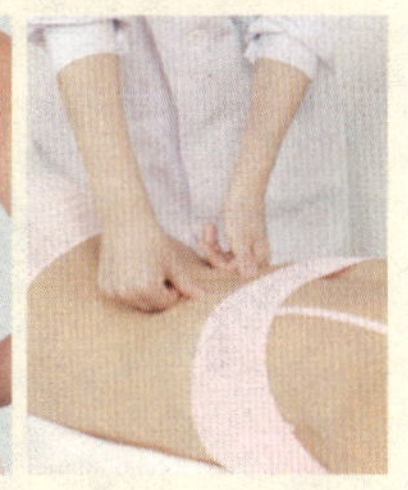

|定位| 位于背部，当第十一胸椎棘突下，旁开1.5寸。

|按摩| 用拇指指腹揉按脾俞穴1～3分钟，反复推揉，以局部有酸胀感为度。

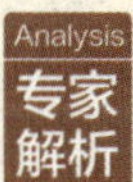

水分治水肿，气海治大便不通，中都疏肝理气，配合和胃降逆的脾俞，可有效改善脘腹不适、大便溏薄等症。

刮痧疗法

01 刮拭气海

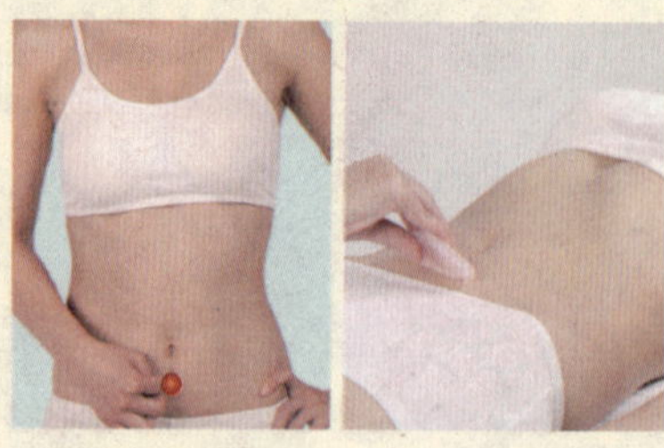

|定位|位于下腹部，前正中线上，当脐中下1.5寸。

|刮痧|用面刮法刮拭气海穴30次，力度由轻到重，以皮肤潮红发热为度。

02 刮拭肾俞

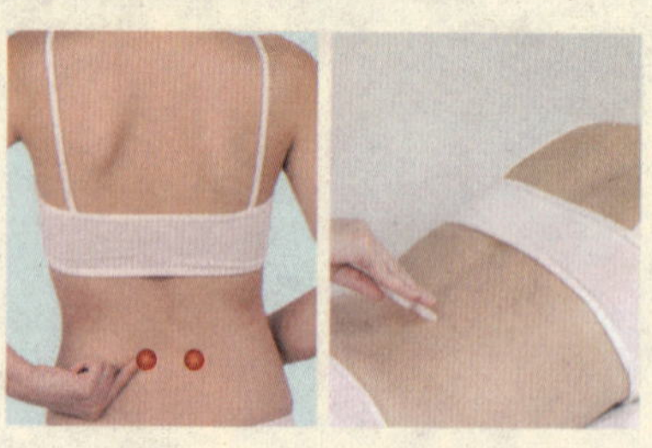

|定位|位于腰部，当第二腰椎棘突下，旁开1.5寸。

|刮痧|用面刮法刮拭肾俞穴10～15次，由上至下，以出痧为度。

03 刮拭脾俞

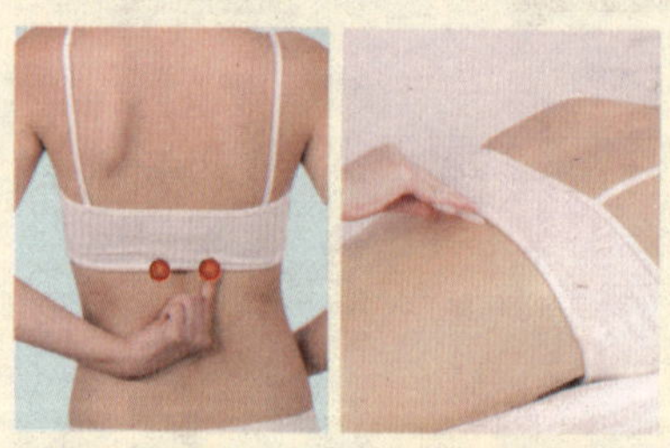

|定位|位于背部，当第十一胸椎棘突下，旁开1.5寸。

|刮痧|用面刮法刮拭脾俞穴30次，至皮肤发红、出痧为度。

04 刮拭涌泉

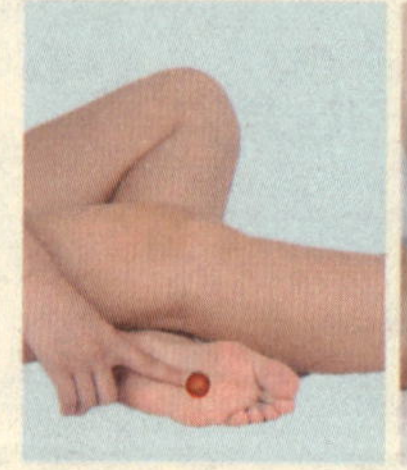

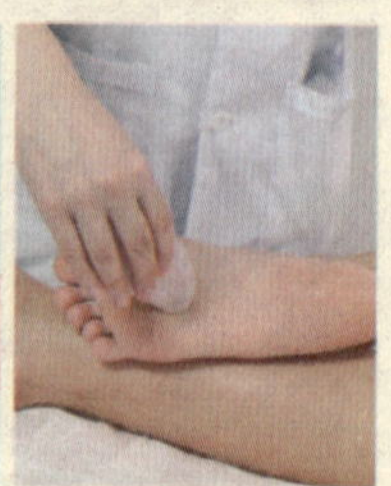

|定位|位于足底部，当足底二、三趾趾缝纹头端与足跟连线的前1/3与后2/3交点上。

|刮痧|用角刮法刮拭涌泉穴30次，力度适中，可不出痧。

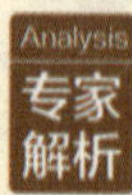

气海治大便不通，肾俞和涌泉治排尿不利、水肿，脾俞利湿升清，四穴合用，坚持刮痧治疗，可有效治疗肥胖症。

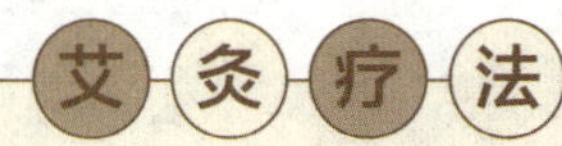

01 艾灸水分

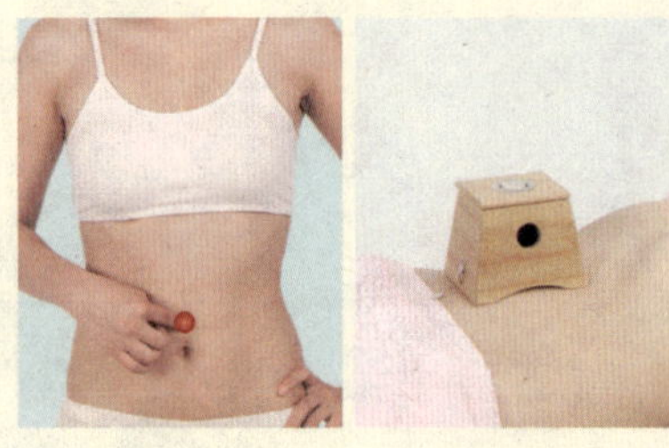

|定位| 位于上腹部，前正中线上，当脐中上1寸。

|艾灸| 点燃艾灸盒，将其置于水分穴上，灸10～15分钟，至皮肤潮红、有温热感为宜。

02 艾灸阴陵泉

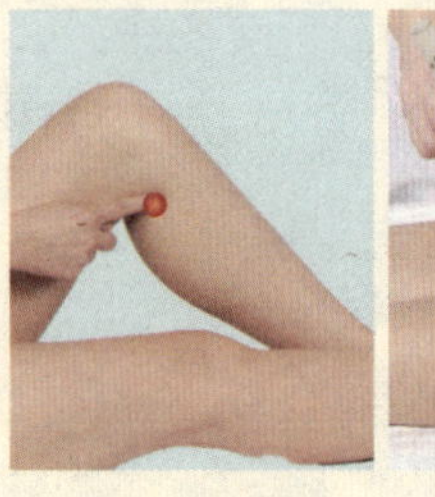

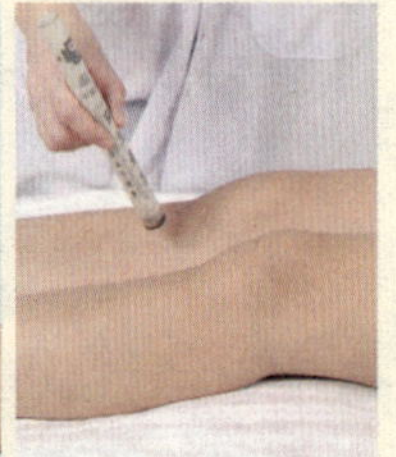

|定位| 位于小腿内侧，当胫骨内侧髁后下方凹陷处。

|艾灸| 用艾条温和灸法灸阴陵泉穴10～15分钟。

03 艾灸阴谷

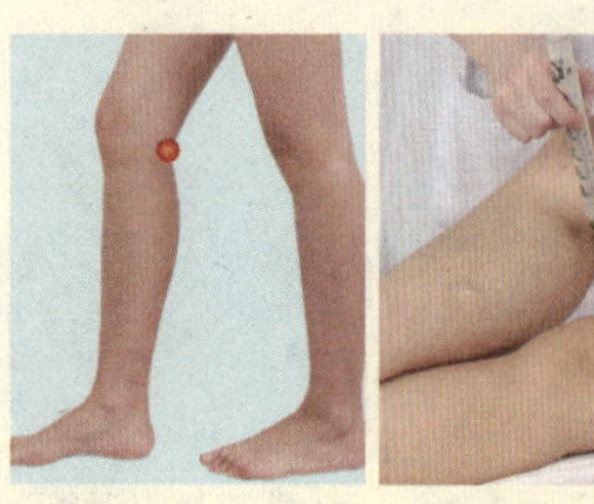

|定位| 位于腘窝内侧，屈膝时，当半腱肌肌腱与半膜肌肌腱之间。

|艾灸| 用艾条温和灸法灸阴谷穴10～15分钟。

04 艾灸脾俞

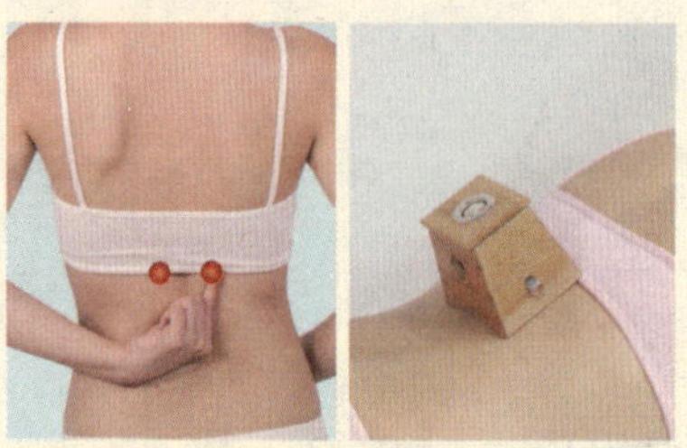

|定位| 位于背部，当第十一胸椎棘突下，旁开1.5寸。

|艾灸| 将点燃的艾灸盒放在脾俞穴上10～15分钟。

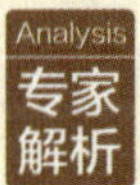

水分治水肿，阴陵泉健脾肾、利水湿，阴谷调经益肾，脾俞利湿升清，四穴合用可增强人体抵抗力，调理消化功能。

拔罐疗法

01 拔罐曲池

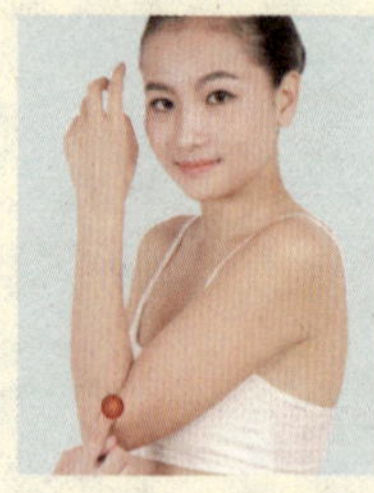
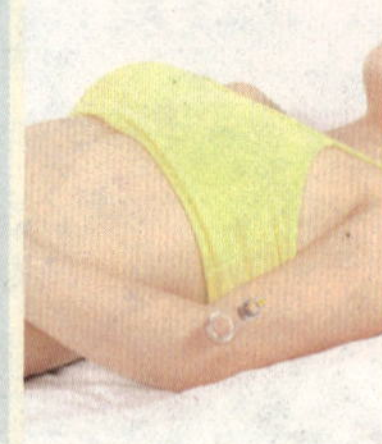

定位 位于肘横纹外侧，屈肘，尺泽与肱骨外上髁连线中点。

拔罐 用拔罐器将气罐吸拔在曲池穴上，留罐10～15分钟。

02 拔罐关元

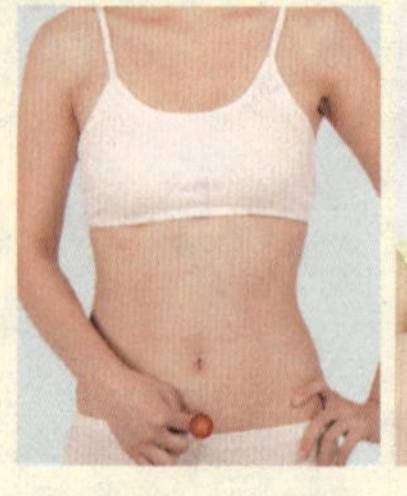
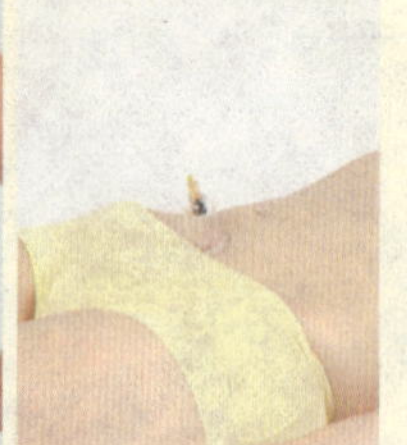

定位 位于下腹部，前正中线上，当脐中下3寸。

拔罐 用拔罐器将气罐吸拔在关元穴上，留罐15分钟。

03 拔罐阳陵泉

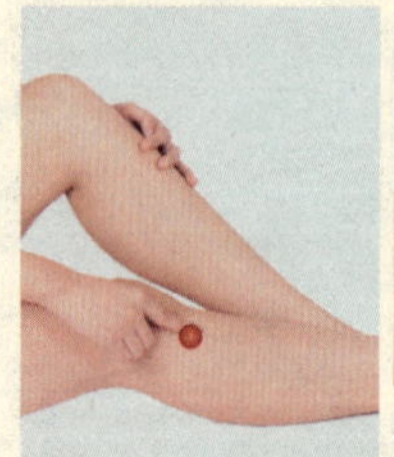
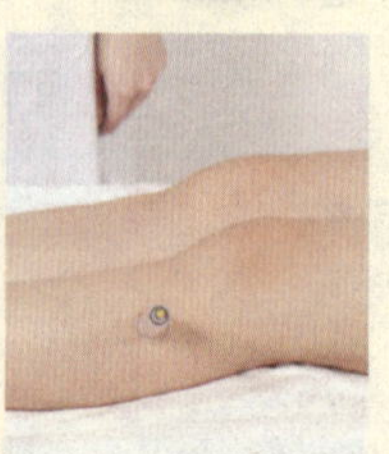

定位 位于小腿外侧，当腓骨小头前下方凹陷处。

拔罐 用拔罐器将气罐吸拔在阳陵泉穴上，留罐10分钟。

04 拔罐肾俞

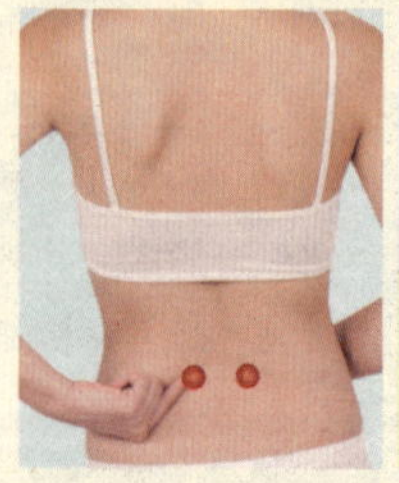
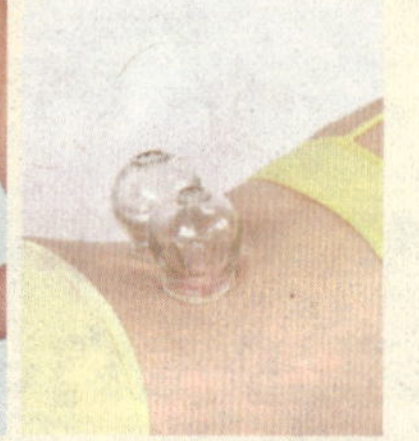

定位 位于腰部，当第二腰椎棘突下，旁开1.5寸。

拔罐 将棉球点燃后，伸入罐内马上抽出，迅速将火罐扣在肾俞穴上，留罐15～20分钟。

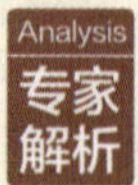

曲池清热解表，关元导赤通淋，阳陵泉疏肝解郁，肾俞专治排尿不利和水肿，四穴合用，坚持拔罐，可改善肥胖的各种症状。

05 拔罐天枢

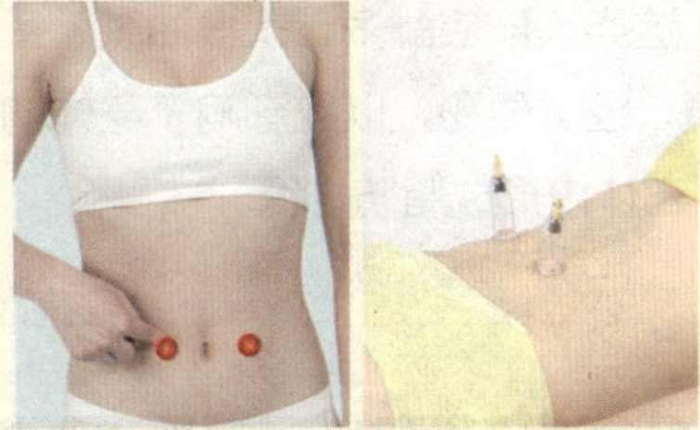

|定位|位于腹中部，脐中旁开2寸。

|拔罐|用拔罐器将气罐吸拔在天枢穴上，留罐15分钟。

06 拔罐胃俞

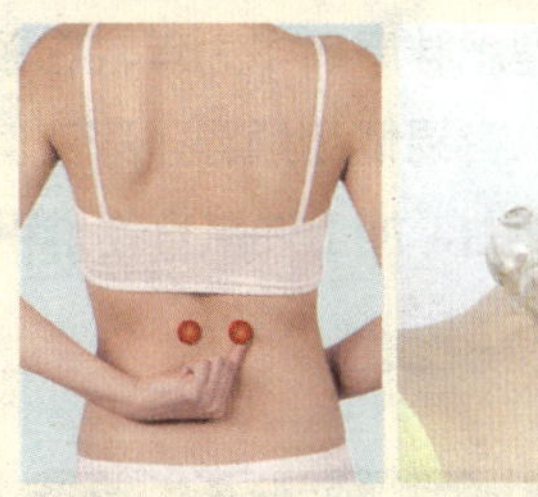

|定位|位于背部，当第十二胸椎棘突下，旁开1.5寸。

|拔罐|将棉球点燃后，伸入罐内马上抽出，然后迅速将火罐拔在胃俞穴上，留罐20分钟。

07 拔罐足三里

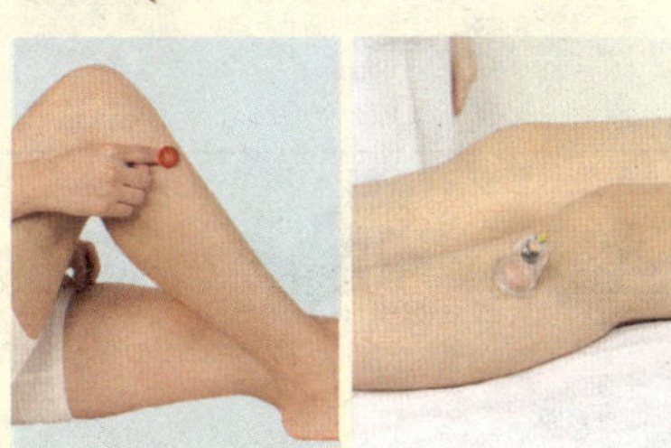

|定位|位于小腿前外侧，当犊鼻下3寸，距胫骨前缘一横指（中指）。

|拔罐|用拔罐器将气罐吸拔在足三里穴上，留罐15分钟。

08 拔罐涌泉

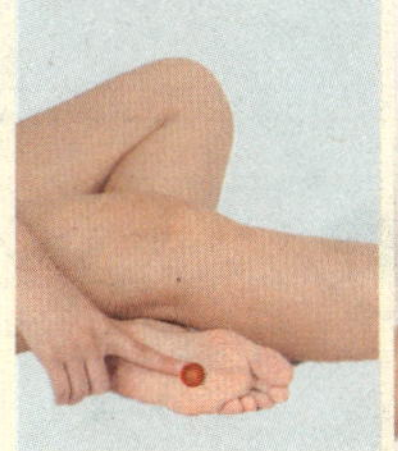

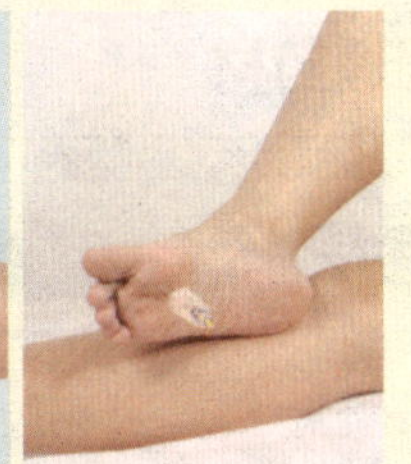

|定位|位于足底部，当足底二、三趾趾缝纹头端与足跟连线的前1/3与后2/3交点上。

|拔罐|用拔罐器将气罐吸拔在涌泉穴上，留罐10～15分钟。

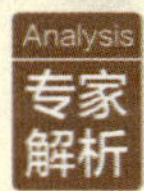

天枢调理肠胃治便秘，胃俞和胃降逆，足三里燥湿健脾，涌泉治排尿不利，四穴合用，可辅助治疗肥胖症。

阴虚内热型（壮实肥胖）

此类型肥胖患者多为年轻白领。这类人群应酬多、饮食油腻、工作压力大，容易情绪烦躁，尿液偏黄，经常便秘，以致影响了身体的新陈代谢能力，加上油腻食物堆积，在体内形成脂肪堆积。

主要症状

体态肥胖，头昏，头胀，头痛，爱出汗，腰酸腿软，下肢水肿，食欲不振，气短懒言，疲乏无力，五心烦热，大便稀溏，舌淡胖苔白，脉细数。

治疗原则

滋阴补肾。阴虚内热型肥胖引起的各种不适食用以下食材、药材，对症调理就可缓解。

调理药材

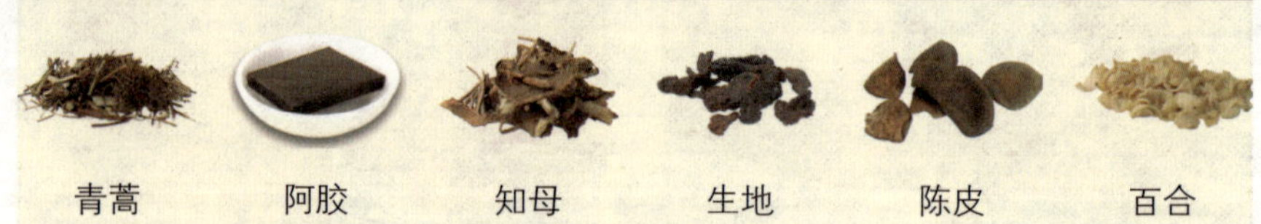

青蒿　阿胶　知母　生地　陈皮　百合

以上药材可健脾、降脂、消肿、通便，可缓解下肢水肿、食欲不振等症状。

调理食材

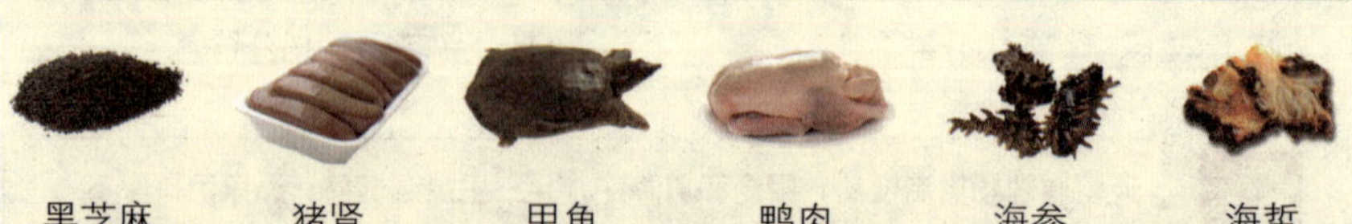

黑芝麻　猪肾　甲鱼　鸭肉　海参　海蜇

以上食材低脂低热，营养丰富，可改善食欲不振、脾虚无力等症。

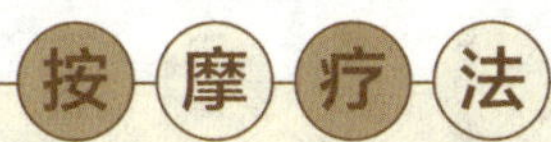

01 压揉曲池

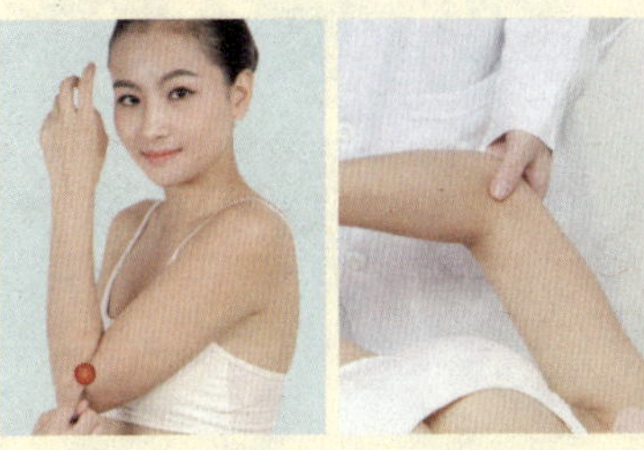

|定位| 位于肘横纹外侧端，屈肘，当尺泽与肱骨外上髁连线中点。

|按摩| 将拇指指尖放于曲池穴上，由轻渐重用力压揉5分钟。

02 掐揉内庭

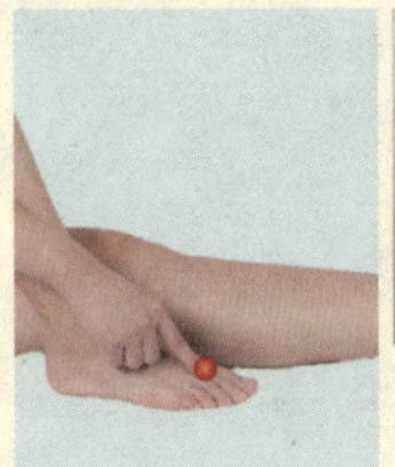

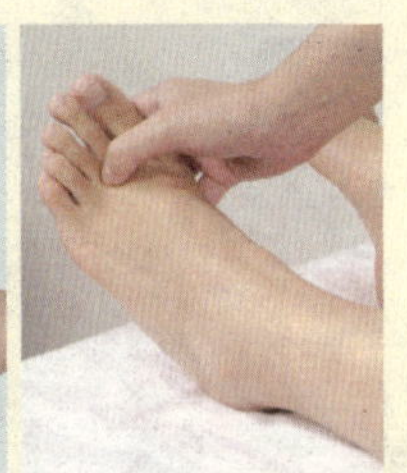

|定位| 位于足背，当二、三趾间，趾蹼缘后方赤白肉际处。

|按摩| 将拇指放于内庭穴上，用力掐揉60～100次，两侧内庭穴可同时进行。

03 揉按丰隆

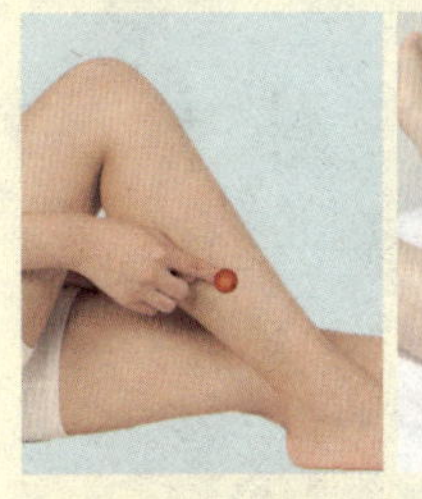

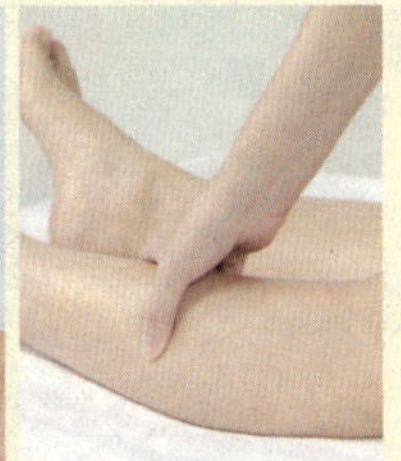

|定位| 位于小腿前外侧，当外踝尖上8寸，距胫骨前缘二横指。

|按摩| 将拇指指腹放于丰隆穴上揉按3分钟，以局部有酸痛感为宜。

04 揉按三阴交

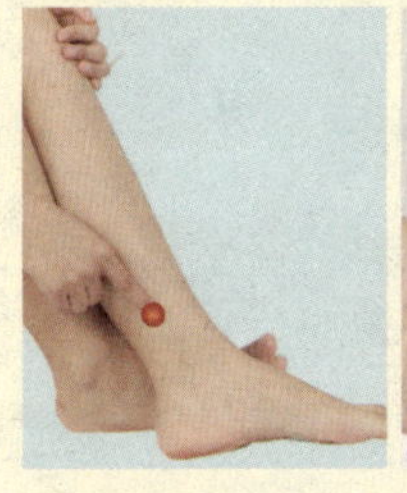

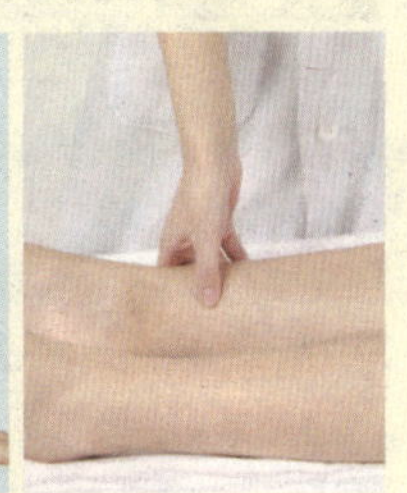

|定位| 位于小腿内侧，当足内踝尖上3寸，胫骨内侧缘后方。

|按摩| 将拇指指腹放在三阴交穴上，以顺时针方向揉按2～3分钟。

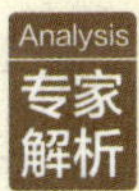

曲池清热解表，内庭清热解毒，丰隆健脾祛湿、化痰，配合补益肝肾的三阴交，能促进能量代谢和脂肪分解，最终达到减肥的目的。

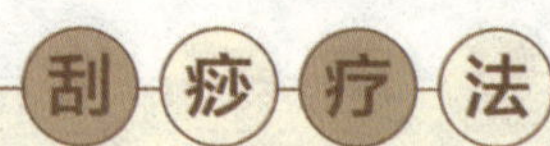

01 刮拭支沟

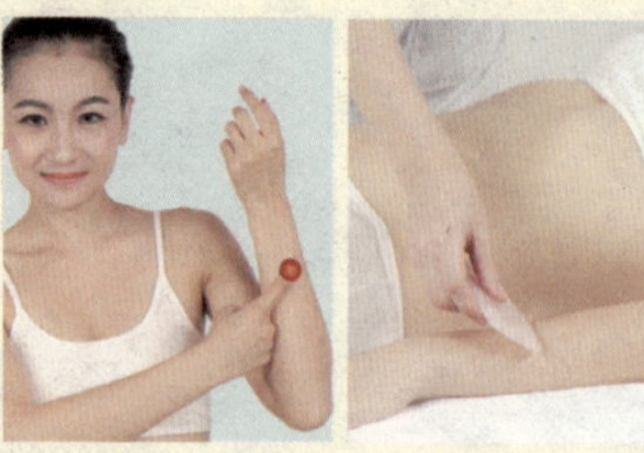

|定位|位于前臂背侧，腕背横纹上3寸，尺骨与桡骨之间。

|刮痧|用面刮法从上向下刮拭支沟穴3～5分钟。

02 刮拭内庭

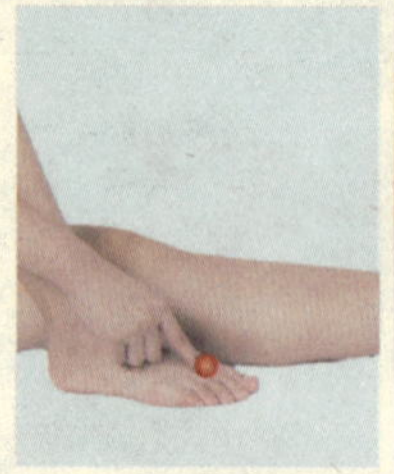
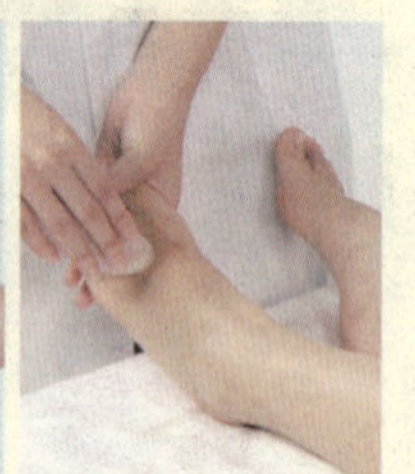

|定位|位于足背，当二、三趾间，趾蹼缘后方赤白肉际处。

|刮痧|用角刮法刮拭内庭穴3～5分钟，以出痧为度。

03 刮拭足三里

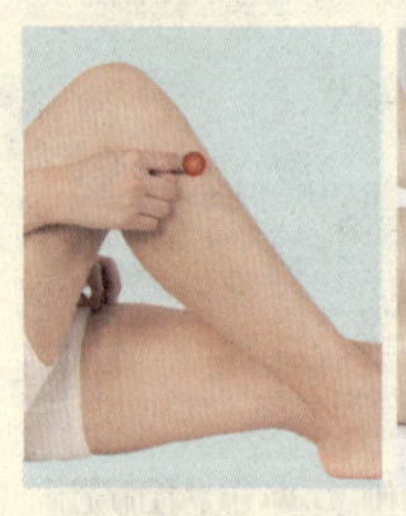
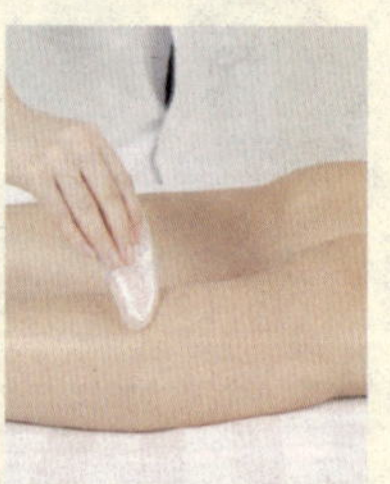

|定位|位于小腿前外侧，当犊鼻下3寸，距胫骨前缘一横指（中指）。

|刮痧|用角刮法从上向下刮拭足三里穴30次，以出痧为度。

04 刮拭照海

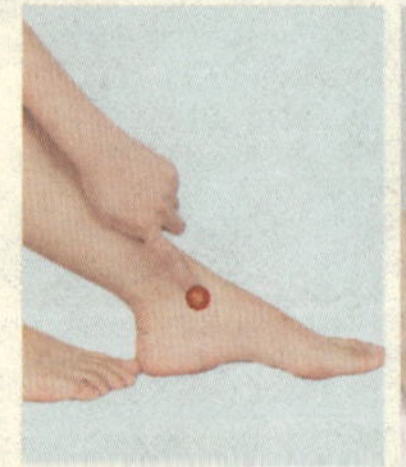
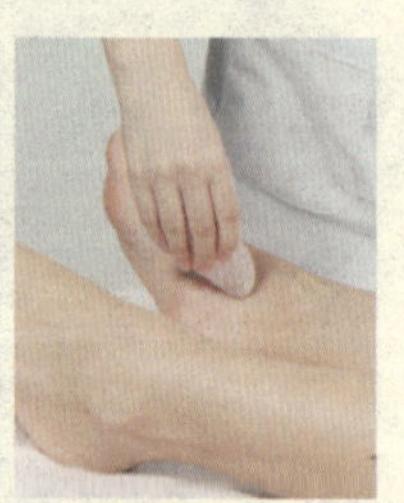

|定位|位于足内侧，内踝尖下方凹陷处。

|刮痧|用角刮法刮拭照海穴30次，至皮肤发红、出痧。

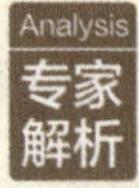

支沟清利三焦，内庭清热解毒，足三里燥湿健脾，照海滋阴清热，四穴合用，可强身健体，降脂瘦身。

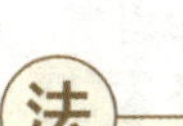

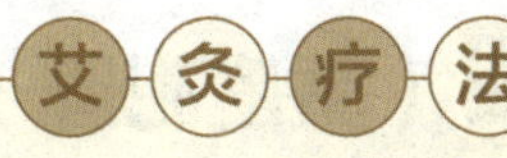

01 艾灸气海

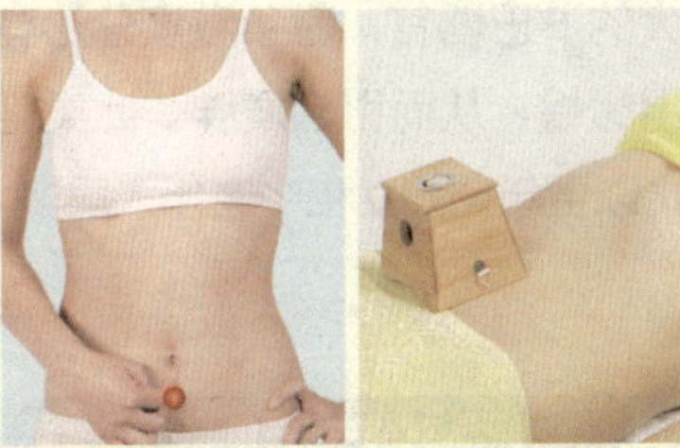

|定位|位于下腹部，前正中线上，当脐中下1.5寸。

|艾灸|点燃艾灸盒，将其固定于气海穴上施灸10～15分钟，以施灸部位出现红晕为度。

02 艾灸阳陵泉

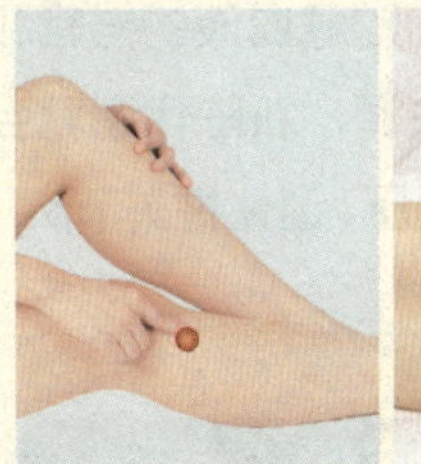

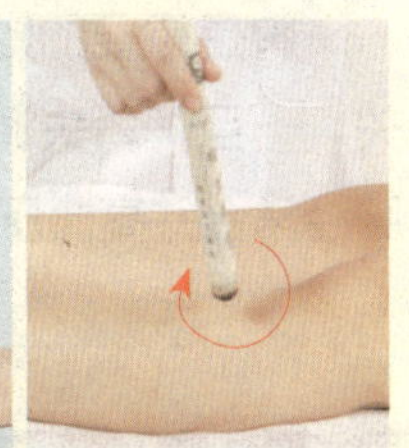

|定位|位于小腿外侧，当腓骨小头前下方凹陷处。

|艾灸|用艾条回旋灸法灸阳陵泉穴及周围皮肤10～15分钟。

03 艾灸照海

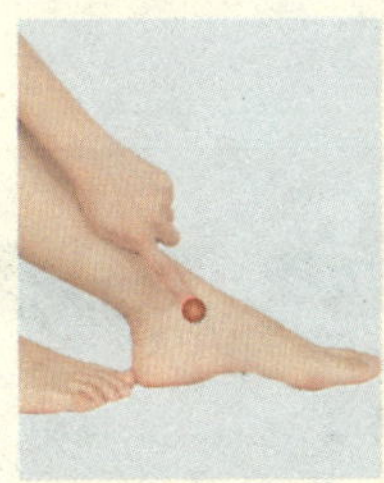

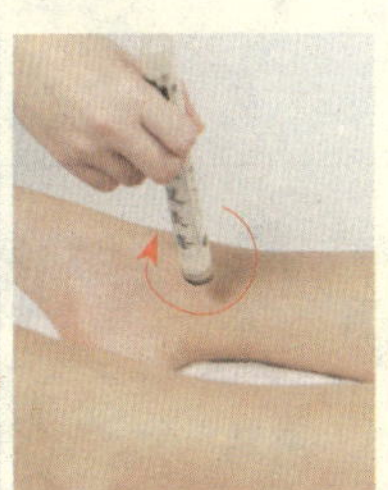

|定位|位于足内侧，内髁尖下方凹陷处。

|艾灸|用艾条回旋灸法灸照海穴及踝关节周围皮肤10～15分钟。

04 艾灸申脉

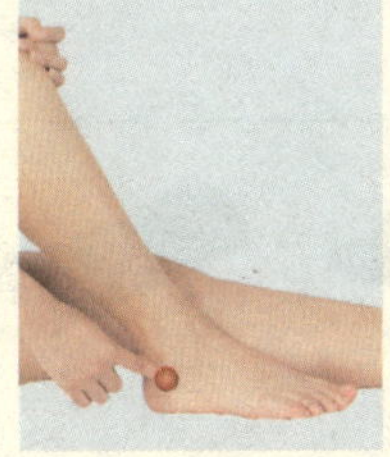

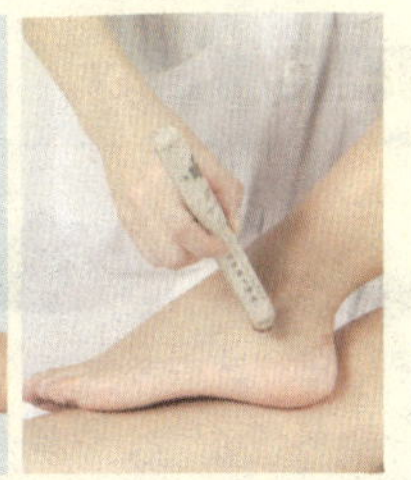

|定位|位于足外侧部，当外踝直下方凹陷中。

|艾灸|用艾条温和灸法灸申脉穴5～10分钟。

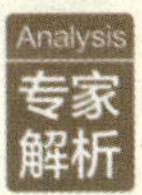

气海专治大便不通，阳陵泉强健腰膝，照海滋阴清热，申脉舒筋通脉，四穴合用可治疗阴虚内热型肥胖。

脾肾两虚型（重度肥胖）

脾是重要的贮藏血液的器官和最大的淋巴器官，肾和激素分泌有关，一旦脾肾失调，新陈代谢就会变得缓慢，从而引起发胖。此类肥胖经常合并高血压、退化性关节炎等病，以更年期妇女和中老年人居多。

主要症状

体态肥胖，多食易饥，口干汗出，疲乏无力，心悸气短，头晕耳鸣，手足心热，舌红苔少，脉细弱无力。

治疗原则

温阳化气利水。脾肾两虚型肥胖引起的各种不适食用以下食材、药材，对症调理就可缓解。

调理药材

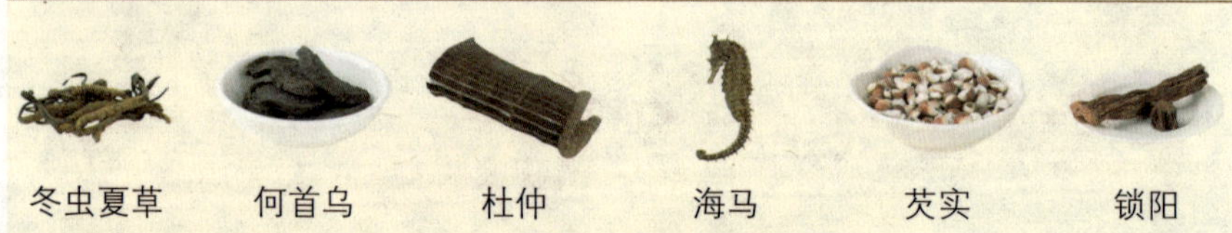

冬虫夏草　何首乌　杜仲　海马　芡实　锁阳

以上药材可促进脂肪吸收，预防便秘，有效改善体态肥胖、多食易饥的症状。

调理食材

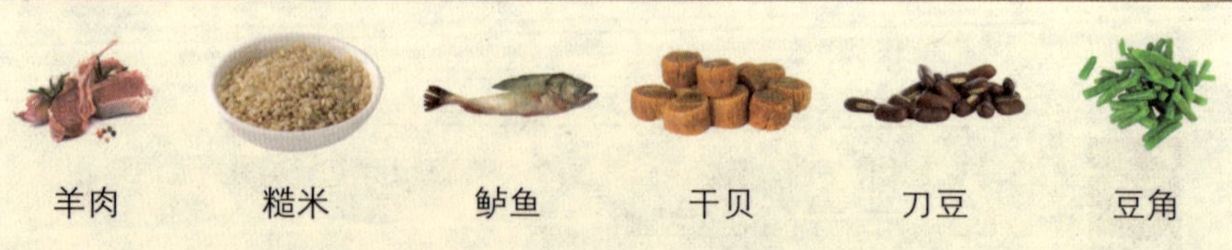

羊肉　糙米　鲈鱼　干贝　刀豆　豆角

以上食材可补气活血、加快新陈代谢，从而改善脾虚和肾虚症状。

按摩疗法

01 按压中脘

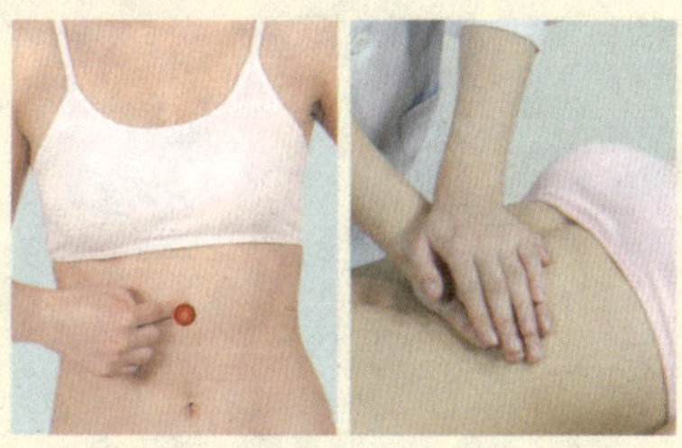

|定位| 位于上腹部，前正中线上，当脐中上4寸。

|按摩| 双手重叠，用手掌按压中脘穴1分钟，力度不宜太重。

02 揉按上巨虚

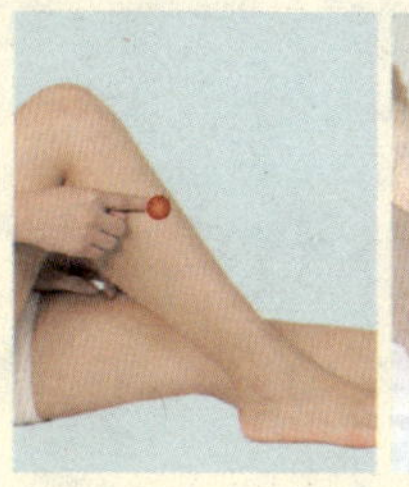

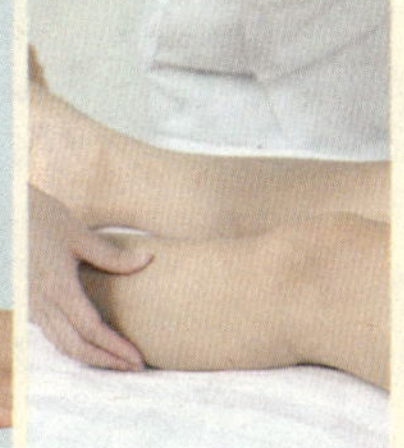

|定位| 位于小腿前外侧，当犊鼻下6寸，距胫骨前缘一横指。

|按摩| 将拇指指腹放于上巨虚穴上揉按3分钟，以局部有酸胀感为宜。

03 按压足三里

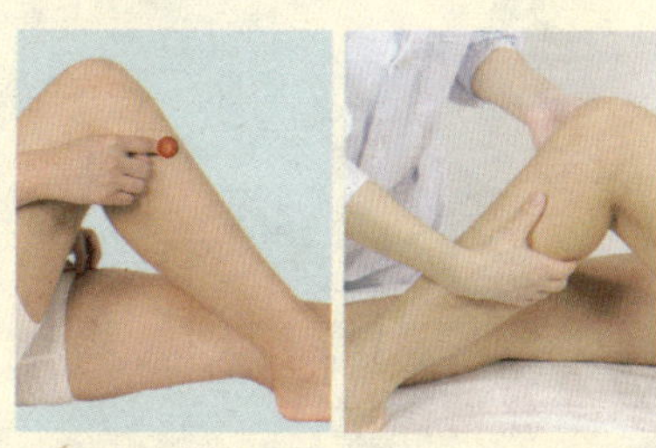

|定位| 位于小腿前外侧，当犊鼻下3寸，距胫骨前缘一横指（中指）。

|按摩| 用拇指指腹按压足三里穴2～3分钟。

04 揉按脾俞

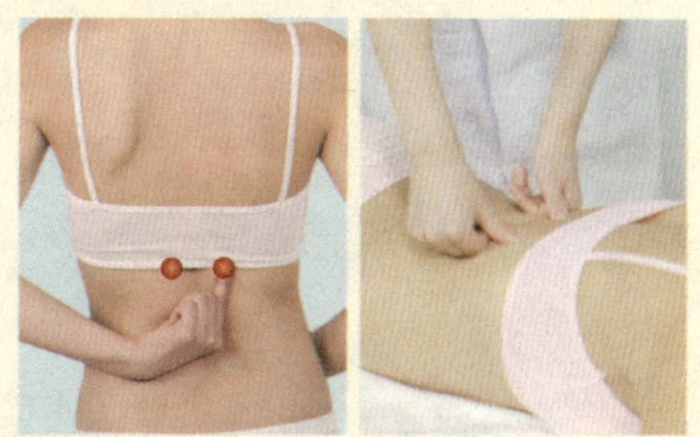

|定位| 位于背部，当第十一胸椎棘突下，旁开1.5寸。

|按摩| 用拇指指腹揉按脾俞穴3分钟，力度由轻到重，以有酸、麻、胀、痛感为佳。

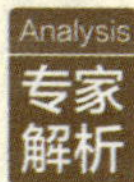

中脘降逆利尿，上巨虚通经活络治便秘，足三里燥湿健脾，配合利湿升清的脾俞，可有效改善下肢水肿、肥胖等症。

刮痧疗法

01 刮拭气海

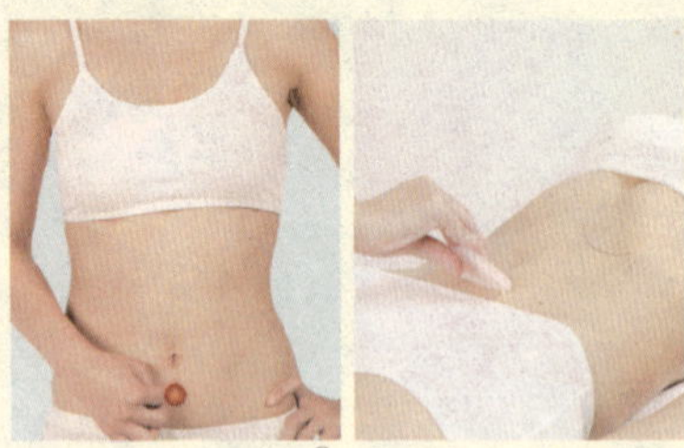

定位 位于下腹部，前正中线上，当脐中下1.5寸。

刮痧 用角刮法刮拭气海穴30次，力度由轻渐重，以皮肤潮红发热为度。

02 刮拭脾俞

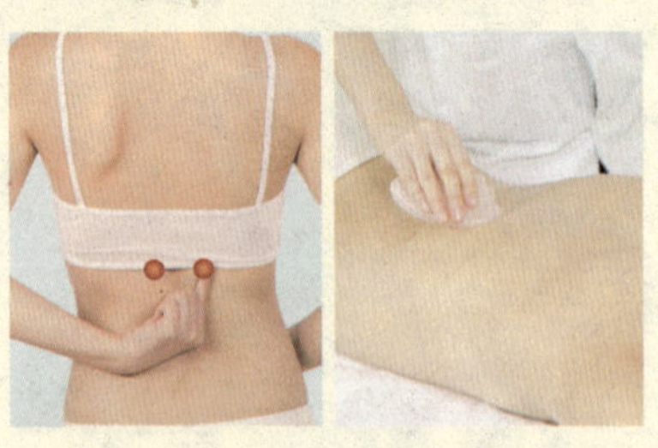

定位 位于背部，当第十一胸椎棘突下，旁开1.5寸。

刮痧 用面刮法刮拭脾俞穴30次，至皮肤发红、出痧。

03 刮拭足三里

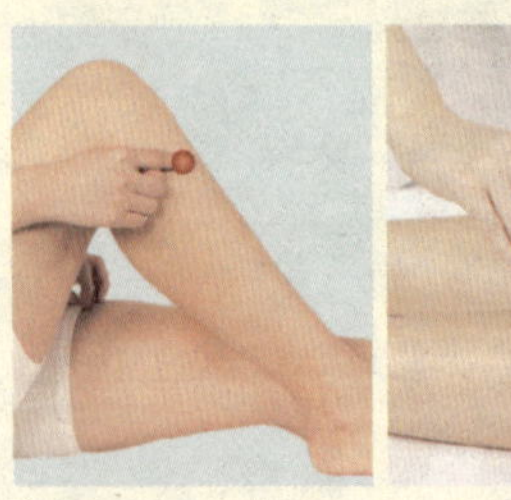

定位 位于小腿前外侧，当犊鼻下3寸，距胫骨前缘一横指（中指）。

刮痧 用角刮法刮拭足三里穴30次，以出痧为度。

04 刮拭肾俞

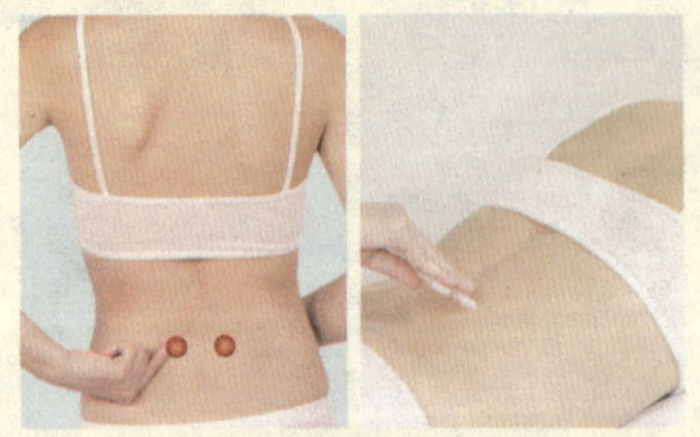

定位 位于腰部，第十二胸椎棘突下，旁开1.5寸。

刮痧 用面刮法刮拭肾俞穴10～15次，由上至下，以出痧为度。

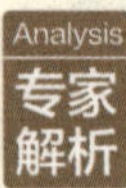

气海益阳助阳，脾俞利湿升清，足三里燥湿健脾，配合能治排尿不利、水肿的肾俞，可辅助治疗脾肾两虚型肥胖。

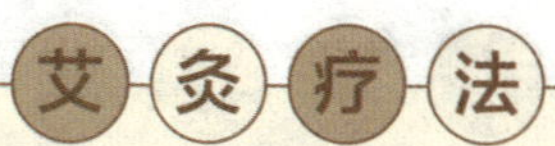

艾灸疗法

01 艾灸中脘

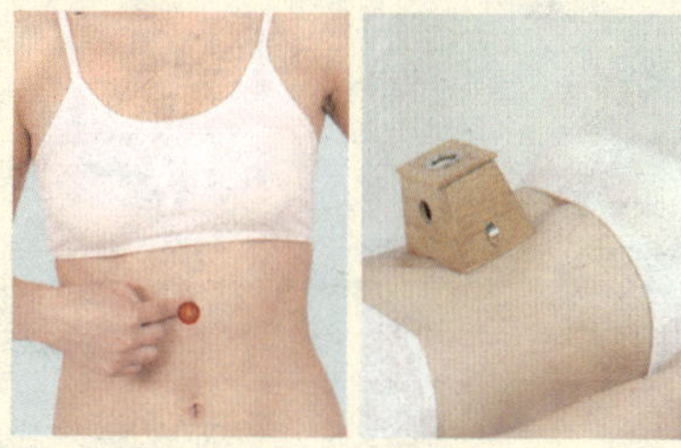

|定位|位于上腹部，前正中线上，当脐中上4寸。

|艾灸|点燃艾灸盒，将其放于中脘穴上灸20～30分钟。

02 艾灸合谷

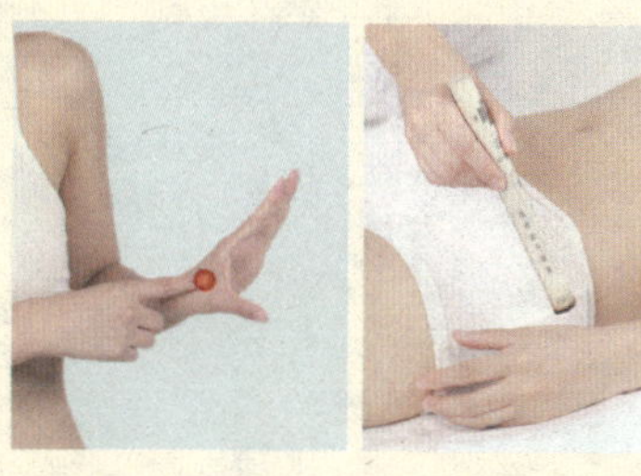

|定位|位于手背，第一、二掌骨间，当第二掌骨桡侧的中点处。

|艾灸|用艾条温和灸法灸合谷穴10～15分钟。

03 艾灸脾俞

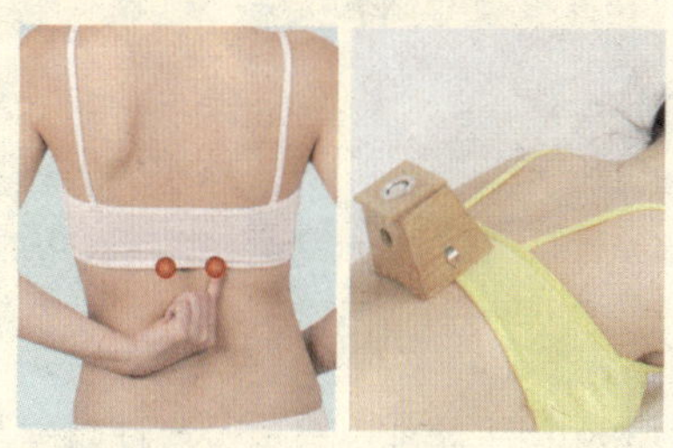

|定位|位于背部，当第十一胸椎棘突下，旁开1.5寸。

|艾灸|点燃艾灸盒，将其放于脾俞穴上灸10～15分钟。

04 艾灸肾俞

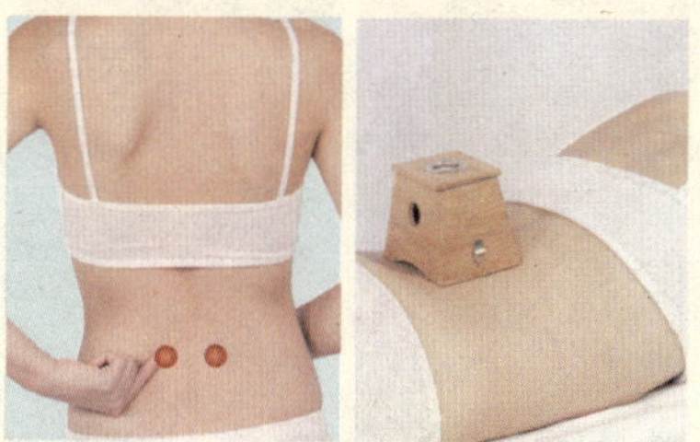

|定位|位于腰部，第十二胸椎棘突下，旁开1.5寸。

|艾灸|点燃艾灸盒，将其放于肾俞穴上灸20～30分钟。

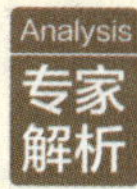

Analysis 专家解析

中脘降逆利尿，合谷通经活络，脾俞利湿升清，配合可治排尿不利、水肿的肾俞，能辅助改善脾肾两虚型肥胖所致的临床症状。

拔罐疗法

01 拔罐天枢

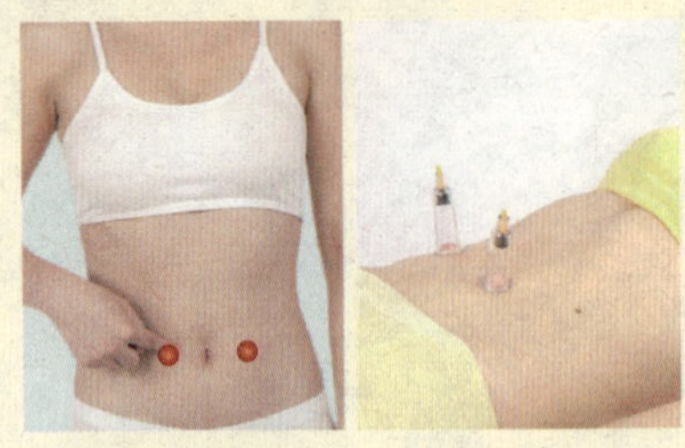

定位 位于腹中部，脐中旁开2寸。

拔罐 用拔罐器将气罐吸拔在天枢穴上，留罐10～15分钟。

02 拔罐阴陵泉

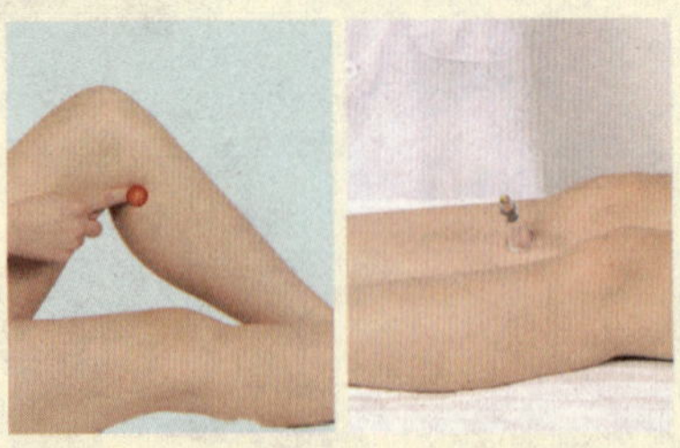

定位 位于小腿内侧，当胫骨内侧髁后下方凹陷处。

拔罐 用拔罐器将气罐吸拔在阴陵泉穴上，留罐10分钟。

03 拔罐脾俞

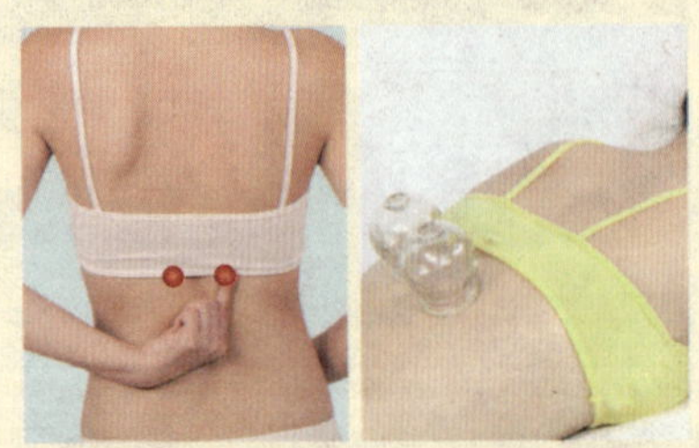

定位 位于背部，当第十一胸椎棘突下，旁开1.5寸。

拔罐 将棉球点燃后，伸入罐内马上抽出，然后迅速将火罐扣在脾俞穴上，留罐15分钟。

04 拔罐肾俞

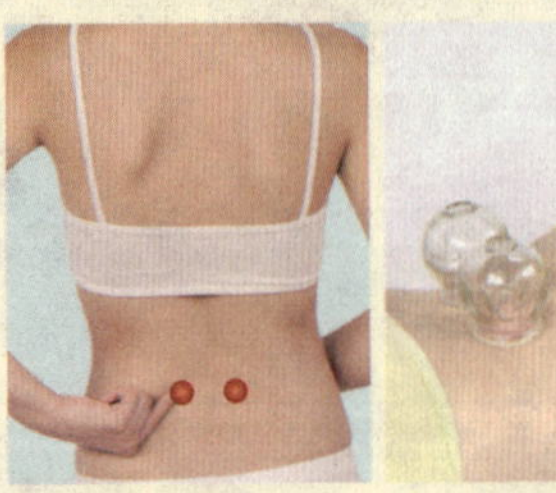

定位 位于腰部，当第二腰椎棘突下，旁开1.5寸。

拔罐 将棉球点燃后，伸入罐内马上抽出，将火罐扣在肾俞穴上，留罐10分钟。

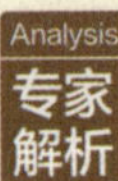

天枢调理肠胃防便秘，阴陵泉健脾利湿，脾俞利湿升清，配合治排尿不利、水肿的肾俞，长期坚持拔罐治疗，可瘦身塑体。